El autor y el editor desean expresar su agradecimiento a todas las personas y entidades que han contribuido con imágenes y otros materiales para este libro. Se han obtenido los permisos necesarios para la utilización de todas las imágenes y contenidos visuales, respetando en todo momento los derechos de los propietarios.

Para obtener permisos de reproducción o cualquier consulta relacionada con los derechos de autor de este libro, por favor, contacte a nutritionforcorporesano@gmail.com

Comer de forma inteligente para entrenar de forma inteligente y ganar de forma inteligente.

Muchos atletas ponen mucho énfasis en la comida previa al evento, creyendo que es el elemento clave para el rendimiento. Es importante recordar que la comida consumida durante la semana de entrenamiento y los alimentos y líquidos consumidos durante el evento son igualmente importantes.

Porque los deportes de resistencia son un arte y una ciencia. Las necesidades diarias de líquidos y combustibles de un atleta de resistencia pueden variar enormemente, especialmente en comparación con los atletas que practican deportes de potencia y de equipo. Como atleta de resistencia, te pones en verdadera desventaja si crees que puedes comer como tus amigos que juegan algunos días a la semana o si esperas hasta el día de la carrera para concentrarte en la parte nutricional del rendimiento. ecuación.

Además, si cree que sólo los corredores, ciclistas, nadadores de aguas abiertas, remeros, triatletas, corredores de aventuras, excursionistas, montañeros y esquiadores nórdicos y de travesía de élite se benefician de prestar atención a lo que comen, piénsalo de nuevo. Independientemente de su edad o capacidad atlética, tres factores ocupan un lugar destacado en su éxito: la genética, el entrenamiento y la nutrición. No puedes hacer nada con respecto a tus genes, por lo que, para mejorar, debes concentrarte en los otros dos (además de descansar y recuperarte adecuadamente y también tener fuertes habilidades mentales, por supuesto).

De hecho, qué y cómo comes, de un día para otro, y tu capacidad para entrenar están indisolublemente ligados. Las personas que tienen más éxito a la hora de completar actividades de resistencia, como correr una maratón o afrontar medio Ironman, son aquellas que entrenan de forma inteligente y constante. Y entrenar de manera inteligente depende de comer de manera inteligente, día tras día. Ya sea que desees colocar o simplemente terminar, debe establecer hábitos alimentarios de alto rendimiento que apoyen lo que personalmente estás tratando de lograr cada día, en el camino hacia tu objetivo a largo plazo.

¿De qué otra manera crees que puedes hacer ejercicio de natación temprano en la mañana, trabajar un día completo y luego dar un paseo en bicicleta o correr de calidad por la noche? ¿Y luego levantarte al día siguiente y hacerlo de nuevo? Igual de importante, ¿cómo puedes sentirte fuerte y seguro y disfrutar cada kilómetro que pasa (o al menos la mayoría de ellos) mientras lo haces?

Llevar una dieta bien equilibrada no garantiza el éxito. Sin embargo, los malos hábitos alimenticios literalmente te detendrán en seco, o al menos te ralentizarán. Nuestras elecciones diarias de alimentos alimentan nuestras sesiones de entrenamiento, proporcionan nutrientes críticos necesarios para la reparación y recuperación muscular y apoyan o estresan nuestros sistemas inmunológico y endocrino (hormonal).

Los frecuentes días de entrenamiento deficiente, los resfriados recurrentes y las lesiones persistentes por uso excesivo indican que tu programa de nutrición no está sincronizado con su programa de entrenamiento. Si eres un atleta competitivo, obviamente debes pensar qué comer y beber el día de la carrera. Pero ¿qué pasa con tus elecciones de alimentos el resto de días? Incluso si corres todos los fines de semana (52 veces al año), eso deja otros 313 días que influyen dramáticamente en tu capacidad para tener éxito.

Además de ser buenos para ti, los alimentos que elijas comer en el día a día también deben ser sabrosos y saciantes; de lo contrario, no los comerás. La clave es dominar un estilo de alimentación que satisfaga ambas necesidades: alimentos de alto rendimiento que proporcionen nutrientes clave y alimentan su cuerpo (alimentos que necesita) y alimentos que alimentan su mente (alimentos que desea). Además, a menos que te guste pasar tiempo en la cocina o puedas permitirse el lujo de contratar a un chef personal, probablemente quieras descubrir cómo comer de manera inteligente sin perder tiempo ni energía valiosos.

Evaluación de tus opciones de alimentos típicos

Quizás ya sepas algo sobre lo que constituye un entrenamiento saludable o una dieta diaria para un atleta de resistencia. Quizás sepas mucho. De todos modos, observar lo que realmente estás comiendo siempre es un esfuerzo que vale la pena.

El conocimiento sobre un tema no se traduce automáticamente en la práctica. Ser consciente y asumir tus hábitos alimentarios actuales te ayudará a responder por ti mismo a la súplica que escucho con mayor frecuencia de los atletas: "¡Dime qué comer!".

Hazlo simple

Primero, familiarízate con el Plato Saludable que verás a continuación, un recordatorio visual de una dieta saludable basado en una imagen familiar: un cubierto para una comida. Utiliza este Plato como modelo para elaborar una dieta deportiva inteligente y bien equilibrada. Organiza los alimentos según los nutrientes que contienen en cinco grupos de alimentos: frutas, verduras, cereales (carbohidratos complejos), lácteos, alimentos con proteínas y una categoría separada para la modesta cantidad de grasas saludables (aceites) que necesitamos a diario.

Este modelo de plato también nos recuerda el papel de lo que yo llamo alimentos divertidos. Estos son alimentos como patatas fritas, alcohol y dulces que se deben disfrutar con moderación porque aportan grasas sólidas y azúcares añadidos y, por tanto, calorías, pero pocos o ningún nutriente.

El mensaje es simple. Llene su plato, a la hora de las comidas y los refrigerios, con alimentos del grupo de alimentos de alto rendimiento (densos en nutrientes). Incluya alimentos divertidos y extras, según sea necesario, para ayudar a satisfacer las necesidades energéticas (calóricas) diarias y garantizar que comer sea una experiencia placentera.

La cantidad que necesitas comer depende de ti y depende en gran medida de cuánto te muevas. Esta es una buena noticia para los atletas de resistencia: ¡aquellos que se mueven más comen más!
Es posible que te preguntes dónde encajan algunos alimentos.

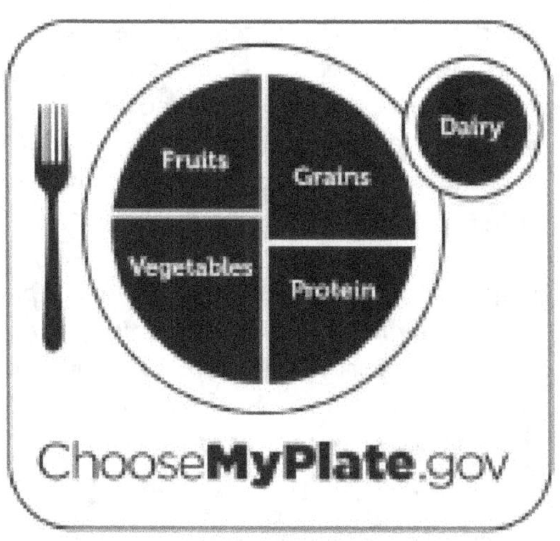

<u>Frutas:</u> Todas las frutas frescas, congeladas, enlatadas y secas, así como jugos 100 por ciento de frutas.

<u>Verduras:</u> Todas las verduras frescas, congeladas, enlatadas y secas, así como los jugos de verduras.

<u>Granos:</u> Todos los alimentos elaborados con trigo, arroz, avena, harina de maíz, cebada u otro cereal, como pan,

pasta, avena, cereales para el desayuno, tortillas y sémola. Los alimentos del grupo de los cereales se dividen en dos subgrupos, cereales integrales y cereales refinados.

Los cereales integrales, como la harina integral, el bulgur, la avena, la harina de maíz integral y el arroz integral, contienen el grano entero (el salvado, el germen y el endospermo) y son nutricionalmente superiores.

<u>Grupo de alimentos con proteínas:</u> carnes, aves, pescados y mariscos, huevos, mantequilla de maní, tofu y otros productos de soya procesados (tempeh, hamburguesas vegetarianas y TVP); Además, un cuarto de taza de frijoles o guisantes secos cocidos se considera equivalente a 1 onza (30 g).

<u>Grupo de lácteos:</u> todos los productos lácteos líquidos y alimentos elaborados con leche que conservan su contenido en calcio, como el yogur, el queso y el requesón. No se incluyen los alimentos elaborados con leche que tienen poco o nada de calcio, como el
queso crema, la nata y la mantequilla.

La leche de soja fortificada (bebida de soja) se incluye aquí porque proporciona un perfil nutricional similar al de la leche de vaca, particularmente en su contenido de calcio, vitamina D, vitamina A, potasio y proteínas. (También se incluyen las leches de arroz y de almendras fortificadas con calcio; sin embargo, tenga en cuenta que estas variedades aportan muchas menos proteínas que una taza de leche de vaca).

<u>Aceites:</u> (no es un grupo de alimentos, pero los aceites proporcionan nutrientes esenciales): grasas de muchas plantas diferentes que son líquidas a temperatura ambiente, como el aceite de canola, maíz, oliva, soja y girasol. Otros alimentos naturalmente ricos en aceites también encajan mejor aquí, incluidas las nueces, las semillas y las mantequillas de nueces; linaza, aceitunas y aguacates; pescados más grasos y alimentos que contienen principalmente aceite, como mayonesa, ciertos aderezos para ensaladas y margarinas blandas.

<u>Alimentos divertidos y extras:</u> (disfrútelos siempre que se cumplan las recomendaciones de los grupos de alimentos y no se excedan las necesidades calóricas generales): café y té, refrescos, bebidas con sabor a frutas, alcohol, queso crema, mantequilla y margarina en barra, mermelada y jalea, cremas no lácteas. , condimentos, crema agria, azúcar, miel, jarabe de arce, encurtidos, salsas, salsa gravy, tocino, fiambres grasos, salchichas, salchichas, papas fritas, aros de cebolla, papas fritas o patatas fritas y otros bocadillos, palomitas de maíz hechas con aceite, dulces , chocolate, sorbetes, postres de gelatina, helados y yogur helado con alto contenido de grasa, galletas, rosquillas, muffins, pasteles, tartas y tartas.

Califica tu propio plato

Antes de seguir leyendo, tómate 10 minutos y observa lo que significa para ti un día típico de comida. Primero, recuerda lo que comiste (y bebiste) ayer, desde que te levantaste hasta que te acostaste, para que puedas evaluar tus elecciones y ver cómo se comparan con las pautas del plato saludable.

Si ayer fue inusual (si, por ejemplo, estuviste enfermo o viajando), elige otro día más típico. Utiliza mi formato de grabación personal favorito para realizar un seguimiento de los alimentos y bebidas que consumiste en ese período de 24 horas. Primero, registra la hora aproximada a la que comiste o bebiste algo. Luego, escribe el artículo en la segunda columna, seguido de la cantidad o porción que comiste (usando medidas domésticas, como tazas u onzas), y en la última columna, enumera los grupos de alimentos apropiados o la categoría a la que pertenece ese alimento o bebida y el número de porciones. Por ejemplo, si te detuviste de camino al trabajo para comprar un bagel con queso crema y un recipiente con jugo de naranja.

Con esto, haz lo mismo. Observa detenidamente lo que comes y bebes en un día típico y regístralo siguiendo el formato que te he proporcionado. Esto te permitirá tener una visión más clara de tus hábitos alimentarios y cómo se alinean con las recomendaciones saludables.

No olvides incluir snacks, bebidas y alimentos que comiste en el camino, como la barrita energética que te tomaste en el auto de camino a casa o el queso y las galletas saladas que tomaste al pasar por la cocina. Asegúrate de registrar por separado los condimentos o las adiciones principales a los alimentos, como el queso parmesano (lácteo) con el que cubriste tu plato de espaguetis o el aceite de oliva (aceites) en el que remojaste tu pan. Obviamente, la mayoría de las veces comemos alimentos mixtos, como pizza, estofado de ternera, chile y comida china. Los alimentos mixtos representan más de un grupo o categoría de alimentos. Al llevar registros de alimentos, debes centrarte únicamente en los ingredientes principales. Un burrito de frijoles y queso, por ejemplo, contaría en el grupo de granos (tortilla, arroz), grupo de lácteos (queso) y grupo de alimentos proteicos (frijoles).

Para calcular la cantidad de porciones de grupos de alimentos que consumiste, compara la cantidad que comiste (tamaño de porción) con los tamaños de porciones estándar de Mi Plato (consulta la tabla 1.1). Por ejemplo, un bagel grande cuenta como cuatro granos, ya que el bagel promedio de una panadería o supermercado pesa 4 onzas (112 g) (1 oz o 28 g de pan equivale a una porción). Para un alimento mixto (un burrito pequeño, por ejemplo), una buena estimación sería dos granos y medio (pequeños de 6 pulgadas o 15 cm, tortilla; 3/4 taza de arroz), un lácteo (1 oz o 28 g de queso) y dos alimentos proteicos (1/4 taza de frijoles secos cocidos es una porción; 1/2 taza serían dos). Cuenta el número de porciones que comiste en cada grupo o categoría de alimentos y rodea el número con un círculo. Asegúrate de controlar los extras que proporcionan relativamente pocos nutrientes, si es que aportan alguno, y que a menudo son fuentes de grasas sólidas y azúcares añadidos.

Teniendo en cuenta las necesidades particulares de los atletas de resistencia, he modificado ligeramente el sistema Mi Plato. Debido a sus perfiles nutricionales similares, coloco las verduras con almidón (como patatas, batatas, calabazas de invierno y maíz) en el grupo de cereales, y pongo nueces y semillas en la categoría de aceites, en lugar de pensar en ellos como proteínas magras. fuente. (Una onza, o 28 gramos, de nueces proporciona de 14 a 18 gramos de grasa y solo de 4 a 6 gramos de proteína). Frijoles y guisantes (como frijoles rojos, negros y garbanzos; guisantes de carita y partidos; y lentejas) son alimentos únicos. Son excelentes fuentes de proteínas vegetales, fibra, ácido fólico y potasio, junto con algo de hierro y zinc, y expertos en nutrición creíbles, incluido yo mismo, recomendamos encarecidamente que todos los coman con frecuencia. Si comes carne, aves y pescado con regularidad, o si tu plato incluye una porción adecuada de otro alimento rico en proteínas, incluiría los frijoles y los guisantes en el grupo de los cereales. Los vegetarianos, veganos y otras personas que rara vez comen carne, aves o pescado los incluirían en el grupo de alimentos proteicos.

Por supuesto, un día de seguimiento de lo que comes no te brinda una imagen completa de tus hábitos alimentarios. Sin embargo, es posible que te sientas gratamente tranquilo al saber lo bien que estás satisfaciendo tus necesidades nutricionales. También es posible que se te solicite que reconsideres algunas de tus opciones actuales. Debido a que tanto los atletas de resistencia masculinos como femeninos vienen en todos los tamaños y formas, y debido a que participamos en eventos que van desde correr 10 km hasta andar en bicicleta por todo el país, nuestras necesidades de combustible (calóricas) varían ampliamente.

Cómo utilizar el sistema de *Haz tu plato*

Una evaluación más detallada de tu ingesta de alimentos durante 24 horas requiere que ahora estimes tus necesidades calóricas individuales y determines el número correspondiente de porciones de cada grupo o categoría de alimentos que necesitas personalmente. Si bien hacer esto basándote en la ingesta de un solo día es ciertamente beneficioso, aprenderás mucho más si llevas un diario de alimentos.

En cuanto a la nutrición, lo más importante es el panorama general: no un solo alimento, comida o día. Para controlar mejor tus hábitos alimentarios típicos, mantén un registro escrito de lo que comes durante al menos tres días consecutivos (dos días laborables y un día de fin de semana) o, si estás realmente comprometido, durante una semana completa. Registra tus elecciones (artículos y tamaños de porciones) diariamente y calcula el número correspondiente de porciones de grupos o categorías de alimentos.

Llevar un diario de alimentos te ayuda a identificar verdaderos hábitos y patrones. Por ejemplo, tal vez comes poco durante el día y luego vuelves a consumir calorías por la noche o haces dieta durante la semana, solo para derrochar los fines de semana. Además, un diario de alimentos puede ayudarte a darte cuenta de que te estás perdiendo nutrientes clave si habitualmente escatimas o eliminas grupos de alimentos completos.

Uno de mis clientes, un corredor de 22 años preocupado por su salud, vino a hacerse un control nutricional antes de regresar a la universidad. Como vegetariana, le preocupaba no obtener suficientes proteínas para rendir al máximo y ayudar a su equipo a regresar a los campeonatos nacionales. Llevar un diario de alimentos durante solo tres días le permitió evaluar por sí misma que su ingesta de proteínas era demasiado baja. Ella respondió decidiendo consumir una porción abundante a la hora del almuerzo de un alimento rico en proteínas, como huevos duros, sopa de lentejas o tofu. ¡También se sorprendió al ver que durante tres días había consumido muy pocas verduras!

El valor de utilizar el sistema Choose My Plate para guiar tus elecciones diarias de alimentos es que no necesitas preocuparte por los nutrientes individuales. ¿Quién tiene tiempo para realizar un seguimiento de los más de 40 nutrientes que nuestro cuerpo necesita a diario? Recuerda, cada grupo de alimentos (y los aceites) contiene alimentos ricos en un paquete único de nutrientes.

Con solo comer comidas y refrigerios balanceados (preparados con una variedad de alimentos de los cinco grupos de alimentos y una cantidad modesta de grasas saludables) la mayor parte del tiempo, es muy probable que obtengas los nutrientes que necesitas. Aprender a lograr y mantener un equilibrio entre comer los alimentos de alto rendimiento que necesitas y los extras que deseas también tiene otras recompensas. Te sentirás satisfecho y tendrás mucha energía para hacer lo que quieras, y no perderás tiempo precioso ni energía mental preocupándote u obsesionándote con la comida. Por último, pero no menos importante, no tendrás que preocuparte por desequilibrar tu sistema al tomar suplementos que pueden contener demasiados de ciertos nutrientes y pocos de otros.

Un rápido control nutricional puede resultar, en ocasiones, especialmente útil. Querrás ajustar tu dieta diaria, por ejemplo, cada vez que intensifiques tu entrenamiento. Al igual que llevar un registro diario de entrenamiento, un diario de alimentos puede ayudarte a ti (o a un dietista deportivo) a evaluar qué funciona y qué no. Además, cada vez que tu entrenamiento vaya mal, asegúrate de evaluar tanto tu dieta como tu registro de entrenamiento.

Las malas elecciones de alimentos, como no comer suficientes alimentos ricos en carbohidratos para reponer completamente tus reservas de glucógeno o consumir muy pocas calorías porque quieres perder algunos kilos, pueden hacerte sentir inusualmente fatigado y estancado en cuestión de días.

Por otro lado, consumir una dieta pobre en hierro puede no ralentizarte durante unas semanas o unos meses; sin embargo, eventualmente sentirás los efectos negativos de las reservas agotadas de hierro. Una batalla constante con una lesión tras otra también puede estar relacionada con malos hábitos alimentarios. Los atletas que rutinariamente hacen ejercicio con bajas reservas de glucógeno muscular sufren más lesiones. Finalmente, si estás recortando calorías para perder peso, asegúrate de no recortar nutrientes vitales eliminando grupos de alimentos completos. Llevar un diario de alimentos te ayudará, como mínimo, a ser más consciente de lo que comes, y se ha demostrado repetidamente que ayuda a quienes intentan perder peso.

Calcula sus necesidades calóricas diarias

Determinar la cantidad de energía o calorías que tu cuerpo necesita diariamente es tanto un arte como una ciencia. Contar calorías obsesivamente no es necesario y con frecuencia hace más daño que bien. Sin embargo, simplemente estimar tus necesidades calóricas diarias puede ayudarte rápidamente a comprender mejor tus necesidades de combustible como atleta de resistencia. Utiliza el siguiente método sencillo para estimar el rango de calorías que necesitas diariamente. (En el capítulo 2 se presenta un método más sofisticado diseñado para atletas de resistencia. Para obtener información individualizada, consulta con un dietista deportivo o visita www.elijamiplato.gov.)

Menos activo: poco o ningún ejercicio intencionado, como cuando tomas un descanso del entrenamiento o te recuperas de una lesión o enfermedad.

Peso corporal en libras × 13,5 a 15 calorías por libra (masa corporal en kilogramos × 29 a 33 calorías por kilogramo) = _______________ calorías

Actividad ligera a moderada: aproximadamente de 45 a 60 minutos al día de ejercicio intencionado (intensidad moderada), la mayoría de los días de la semana.

- Peso corporal en libras × 16 a 20 calorías por libra (masa corporal en kilogramos × 36 a 44 calorías por kilogramo) = _____________ calorías

Muy activo: aproximadamente de 60 a 120 minutos diarios de ejercicio intencionado (intensidad moderada), la mayoría de los días de la semana.

- Peso corporal en libras × 21 a 25 calorías por libra (masa corporal en kilogramos × 46 a 55 calorías por kilogramo) = _______________ calorías

Extremadamente activo: entrenar para un evento de ultra resistencia, como un triatlón Iron-man o una ultra carrera de 100 millas (160 km).

- Peso corporal en libras × 25 a 30 calorías o más por libra (masa corporal en kilogramos × 55 a 66 calorías o más por kilogramo) = _______________ calorías

Ten en cuenta que los entusiastas del fitness y los atletas suelen sobreestimar su nivel de actividad física. No selecciones una categoría basándote únicamente en el día más difícil de tu semana. Los extremos altos de los rangos de calorías equivalen a entrenar o hacer ejercicio constantemente a una intensidad moderada o superior de cinco a seis días por semana. Además, los extremos medio a superior de los rangos se aplican a los atletas masculinos y los rangos inferior a medio a las atletas activas.

Traduce las calorías en cantidades diarias de alimentos

Una vez que hayas estimado la cantidad de calorías que necesitas para satisfacer tus necesidades de nutrientes, mantener tu peso actual y alimentar adecuadamente tus entrenamientos, presta atención a la siguiente tabla. Úsala como guía para traducir las calorías en cantidades de alimentos, de modo que sepas cuánto necesitas comer realmente. Compara los valores encerrados en un círculo en tu registro de alimentos de un día o de 24 horas con los objetivos de grupos de alimentos recomendados en la tabla (Nota: algunos atletas de resistencia pueden necesitar más de 3200 calorías diarias mientras compiten o durante períodos de entrenamiento de alto volumen).

Ahora, toma tu registro de alimentos y compáralo con la tabla, identificando las porciones de cada grupo de alimentos que has consumido. Esto te permitirá evaluar si estás cumpliendo con tus metas nutricionales y ajustar tu dieta según sea necesario para alcanzar un equilibrio óptimo. Recuerda que estas son pautas generales y es importante adaptarlas a tus necesidades individuales y objetivos específicos.

Evaluación de sus hábitos alimentarios actuales

Considera los siguientes puntos al evaluar no sólo tu registro de alimentos de un día, sino también lo que es más importante para ti en cuanto a nutrición: el panorama general. Recuerda, la efectividad de tu estilo de alimentación no depende de ningún alimento, comida o incluso día de alimentación; más bien, está determinado por sus elecciones de alimentos habituales o típicas a lo largo de varios días.

Balance

En primer lugar, una dieta deportiva inteligente está bien equilibrada. ¿Tu plato suele contener alimentos saludables y ricos en carbohidratos, como arroz integral, cereales integrales, pasta integral y panes y cereales integrales (además de patatas, batatas y maíz)? Estos alimentos proporcionan carbohidratos complejos, vitaminas B, fibra y muchos otros nutrientes, al tiempo que aportan poca o ninguna grasa.

Los carbohidratos proporcionan la forma de energía más disponible que nuestro cuerpo necesita para impulsar los deportes y actividades de resistencia. El glucógeno (carbohidratos almacenados en el hígado y los músculos), por ejemplo, es el principal combustible del que dependen nuestros músculos cuando hacemos ejercicio más intenso. Estas mismas reservas de glucógeno también ayudan a decidir el tiempo que podemos hacer ejercicio de forma continuada. Los atletas de resistencia consumados han aprendido (a menudo de la manera más difícil) a consumir suficientes carbohidratos diariamente para reemplazar adecuadamente el glucógeno muscular que se utiliza durante los entrenamientos.

De lo contrario, comienzan a sentirse lentos o desmotivados, se recuperan más lentamente y son vulnerables a más lesiones. Mantener un ritmo de entrenamiento normal (o incluso salir por la puerta) en los días siguientes también resulta más difícil. Un horario de alimentación regular, basado en comidas y refrigerios elaborados a base de cereales integrales, pan, cereales, arroz y pasta, así como una gran cantidad de frutas, verduras, frijoles o guisantes ricos en carbohidratos y leche y yogur bajos en grasa, es la clave para garantizar que aproximadamente el 60 por ciento del total de calorías diarias provengan de carbohidratos, la base de la dieta de cualquier atleta de resistencia serio.

Comer una dieta rica en carbohidratos a diario, en comparación con comer pasta la noche anterior a una carrera, también es una estrategia mucho mejor si tu objetivo es entrenar constantemente día tras día.

Por importante que sea, los atletas de resistencia no pueden vivir únicamente de carbohidratos. De hecho, muchos atletas de resistencia sufren una sobrecarga de carbohidratos. Sus dietas están desequilibradas: demasiados carbohidratos y muy poca proteína. Como atletas de resistencia, nuestros cuerpos necesitan proteínas de calidad de los alimentos que comemos por numerosas razones: para desarrollar, mantener y reparar las fibras musculares dañadas durante el ejercicio diario; ayudar a que las lesiones sanen rápidamente; producir hemoglobina, que transporta oxígeno a los músculos en ejercicio; formar anticuerpos para combatir resfriados, infecciones y otras enfermedades más graves; producir enzimas y hormonas que ayudan a regular procesos energéticos críticos en el cuerpo; y para ayudar a satisfacer las necesidades energéticas (calóricas) en las últimas etapas de los eventos de ultraresistencia. Hasta el 20 por ciento del total de calorías diarias deben provenir de proteínas.

Las carnes magras, el pollo, el pescado, los huevos, los frijoles y los guisantes (negros, riñones, pintos, etc.), la mantequilla de maní y los alimentos de soya como el tofu, el tempeh y el edamame aportan proteínas, así como cantidades variables de otros dos nutrientes clave. —hierro y zinc. Los productos lácteos bajos en grasa aportan proteínas de alta calidad, así como dosis significativas de calcio, un nutriente necesario para tener nervios, músculos y huesos sanos. ¿Qué tan bien le está yendo a la hora de satisfacer sus necesidades de proteínas al comer diariamente alimentos magros ricos en proteínas? De cinco a 7 onzas de carne (140 a 200 g), o el equivalente, y 3 tazas (750 ml) de leche al día, o el equivalente, cubren las necesidades mínimas de la mayoría de los atletas de resistencia.

Los atletas suelen ir a un extremo u otro cuando se trata de estos dos grupos: alimentos con proteínas y productos lácteos. Algunos no tienen problemas para exceder sus requisitos, gracias a hamburguesas de gran tamaño y pintas de helado. Otros, preocupados por llevar una dieta sin carne o reducir su consumo de grasas, escatiman o eliminan productos animales sin preocuparse por encontrar alternativas. En cualquier caso, el atleta ya no sigue una dieta deportiva inteligente y equilibrada. ¿Llenas habitualmente la mitad de tu plato con frutas y verduras de colores?

Las frutas y verduras sin grasa y repletas de vitaminas A y C, fibra y una serie de otros fitoquímicos que promueven la salud son verdaderamente píldoras vitamínicas de la naturaleza.

Los investigadores en nutrición y los profesionales de la salud no siempre llegan a la misma conclusión sobre lo que debemos comer para tener una salud óptima; sin embargo, existe una pauta en la que sí están de acuerdo: comer más frutas y verduras. Esto se debe a que la evidencia científica es clara y abrumadora. Consumir frutas y verduras puede ayudarte a mantener un peso saludable y reducir el riesgo de enfermedades crónicas relacionadas con la dieta, como diabetes, enfermedades cardíacas, accidentes cerebrovasculares y algunos tipos de cáncer.

Además, consumir de 6 a 9 tazas de frutas y verduras al día es mucho más sabroso y efectivo (por no decir más agradable) que esperar haber acertado sobre qué suplementos tomar.

Las grasas, por cierto, son una parte apropiada y necesaria de una dieta deportiva saludable. Además de proporcionar una dosis concentrada de energía o calorías, la grasa que aportan los alimentos que consumimos desempeña otras funciones importantes. El consumo de grasa le permite al cuerpo absorber y transportar vitaminas liposolubles (A, D, E y K) y garantiza que obtenga una cantidad adecuada de ácido linoleico, un ácido graso esencial (el cuerpo no puede producirlo) necesario para el crecimiento y la salud de la piel y el cabello. Incluir suficiente grasa también nos ayuda a sentirnos satisfechos, de modo que no estemos preocupados por pensamientos sobre la comida. Una dieta deportiva inteligente y bien equilibrada obtiene al menos el 20 por ciento de sus calorías totales de las grasas. Si eres un nadador de élite, corredor de fondo, triatleta o ciclista que necesita más de 4000 calorías al día, es posible que necesites consumir un mayor porcentaje de tus calorías en forma de grasa para satisfacer tus altas necesidades energéticas.

¿Qué tan bien te está yendo al incluir diariamente suficientes grasas saludables como aceite vegetal, aderezos para ensaladas, pescado más graso, margarina sin grasas trans, aguacates, aceitunas y nueces (de 5 a 11 cucharaditas, o de 25 a 55 mililitros, un día cubre la mayor parte)? atletas de resistencia)?

Los extras son alimentos que ofrecen poca nutrición, como el café y los refrescos, así como alimentos divertidos que aportan más calorías, grasas sólidas no saludables o azúcares agregados que nutrientes. Estos alimentos completan una dieta saludable en general y pueden ayudar a los atletas de resistencia a satisfacer sus altas necesidades energéticas. Anímate y disfruta del sabor, el placer y el impulso psicológico que proporcionan estos alimentos.

   Los problemas surgen cuando los alimentos extras y divertidos rutinariamente se apoderan del plato y eliminan las opciones de grupos de alimentos más saludables, o cuando los temores distorsionados sobre estos alimentos conducen a conductas alimentarias poco saludables, como una alimentación restrictiva seguida de atracones.

Variedad

Una dieta deportiva saludable está llena de variedad. Ningún alimento o grupo de alimentos por sí solo puede proporcionar los 40 o más nutrientes que necesitamos (consulta el apéndice B para conocer las vitaminas y minerales necesarios para una salud y un rendimiento óptimos). Cada grupo de alimentos contiene alimentos que son particularmente ricos en un paquete único de nutrientes. Las frutas y verduras, por ejemplo, aportan principalmente vitaminas A, C y fibra, mientras que los productos lácteos aportan proteínas, calcio, vitamina D (leche y yogur) y riboflavina. Puedes obtener tus calorías desde cualquier lugar. No ocurre lo mismo con los nutrientes. Eliminar grupos enteros de alimentos lo pone en riesgo de tener niveles bajos de ciertos nutrientes esenciales necesarios para una buena salud y un rendimiento atlético óptimo. Revisa tu plato: ¿aparecen los cinco grupos de alimentos a diario?

Además, llevar una dieta variada también se refiere a incluir tantos alimentos diferentes como sea posible de cada uno de los cinco grupos de alimentos. Por ejemplo, si siempre desayuna jugo de manzana y come un plátano como merienda, ha perdido oportunidades de aumentar su consumo de vitamina C, así como de experimentar con otros alimentos sabrosos y ricos en vitamina C, como el melón (melón de roca) y jugo de mandarina. (El jugo de manzana no proporciona vitamina C a menos que esté fortificado, y los plátanos, aunque son ricos en potasio, carbohidratos y fibra, proporcionan cantidades mínimas de vitamina C).

Tenga en cuenta que algunos alimentos son potencias
nutricionales en comparación con otros. Aunque ciertamente
puedes satisfacer tus necesidades de carbohidratos comiendo
bagels, platos de espagueti y una barra energética o dos, tu salud
y tu rendimiento (sin mencionar tus papilas gustativas) sin duda
se beneficiarían al incluir más cereales integrales, como avena
para el desayuno, arroz o cuscús para la cena, y barritas
integrales de higos como snack. Tomar un multivitamínico puede
ayudar a garantizar una ingesta adecuada de la mayoría de los
nutrientes, pero no garantiza que los nutrientes se absorban tan
bien como los de los alimentos.

Y los suplementos vitamínicos no proporcionan todos los
beneficios para la salud, como la fibra, los fitoquímicos y otros
potenciadores nutricionales aún no descubiertos, que contienen
los alimentos. ¿Cuánto esfuerzo sueles hacer diariamente para
comer una variedad de alimentos de cada uno de los cinco
grupos de alimentos?

Moderación

La moderación es la pieza final de una dieta deportiva saludable.
Los atletas de resistencia, buenos para hacer cosas extremas, a
menudo tienen dificultades para comer con moderación. Muchos
evitan los alimentos ricos en nutrientes porque también contienen
grasa, o dependen continuamente del azúcar y la cafeína para
recuperarse en lugar de obtener la energía que necesitan de
alimentos reales. Ningún alimento es bueno o malo para ti; tu

dieta general es lo que cuenta. Comer un solo alimento, un tipo específico de barrita energética, por ejemplo, no salvará una dieta que de otro modo sería mala. Al mismo tiempo, comer un plato de helado premium rico en grasas o una comida rápida no borrará todas tus opciones más saludables.

Piensa en tus hábitos alimentarios personales del día a día. ¿Simplemente evitas muchos alimentos o incluso eliminas grupos enteros de alimentos? ¿O los sustituyes por versiones más saludables (menos grasa y sodio, menos calorías, etc.) o trabajas para incorporar alternativas apropiadas? Si decides no comer productos lácteos, por ejemplo, ¿reemplazas la leche y el yogur con versiones fortificadas de soja o arroz, además de comer muchas verduras de hojas verdes oscuras para aumentar tu ingesta de calcio? Si con frecuencia tienes dificultades para mantener un peso saludable o simplemente intentas comer de manera más saludable, ¿te esfuerzas por incluir más frutas, verduras y cereales integrales ricos en fibra a diario? ¿O simplemente intentas mantenerte alejado de los alimentos ricos en grasas no saludables y azúcar agregada, como papas fritas, muffins y chocolate?

Ten en cuenta al evaluar tu consumo de grasas que debes considerar cantidades significativas en otras opciones de grupos de alimentos (por ejemplo, ¿avena versus croissant? ¿Pechuga de pollo a la parrilla o pollo frito?), así como la cantidad que aportan los alimentos extras y divertidos.

Para muchos deportistas, realizar un cambio de dieta o perder peso sin escatimar en una buena nutrición depende de eliminar el exceso de grasa. Un gramo de grasa aporta 9 calorías (37 kilojulios) en comparación con las 4 calorías (17 y 16 kilojulios) que contiene un gramo de proteína o carbohidrato. (Un gramo de alcohol proporciona 7 calorías, o 29 kilojulios). ¡Pero esto no significa que debas evitar un sándwich y un vaso de leche baja en grasa para comer una caja entera de galletas sin grasa! Una dieta deportiva saludable incluye moderación, y eso significa tener una relación positiva con la comida y esforzarte por que quepan todos los alimentos.

Aprovechar al máximo las etiquetas nutricionales de los alimentos

Ser capaz de descifrar las etiquetas nutricionales de los alimentos es la mejor opción después de que un dietista deportivo personal te acompañe al supermercado. Sigue leyendo para conocer algunos consejos sobre cómo hacer que las etiquetas de los alimentos funcionen para ti.

Primero, verifica siempre el tamaño de porción indicado. Compáralo con la cantidad que realmente consumes. Ajusta el resto de la información nutricional enumerada en consecuencia. Por ejemplo, si comes el doble de la porción indicada, duplica los valores indicados. Utiliza etiquetas para comparar productos alimenticios similares porque generalmente tienen el mismo tamaño de porción indicado.

No confundas las calorías provenientes de grasas con la grasa total o el porcentaje de calorías provenientes de grasas. Las calorías de grasa indican las calorías que provienen de la grasa y, en comparación con las calorías, qué tan graso es un alimento (en la figura 1.3, una porción de 1 taza proporciona 110 calorías de grasa, que es casi el 50 por ciento de las 250 calorías de una porción proporciona). La grasa total le proporciona los gramos de grasa en una porción (en este ejemplo, 1 taza proporciona 12 gramos).

Para determinar el porcentaje de calorías provenientes de grasa, divide las calorías provenientes de grasa entre las calorías. y multiplícalo por 100 (en este ejemplo, 110/250 × 100 = 44 por ciento de las calorías provenientes de la grasa).

Utiliza el porcentaje del valor diario (% VD) para evaluar rápidamente si una porción tiene un alto o bajo contenido de nutrientes. Un valor diario porcentual bajo (5 por ciento o menos) significa que el alimento proporciona una pequeña cantidad o es una fuente deficiente de un nutriente, mientras que un valor diario porcentual más alto significa que aporta una gran cantidad (basado en una dieta de 2000 calorías). Verifica si el alimento es una buena fuente (al menos 10 por ciento) o una fuente excelente (20 por ciento o más) de nutrientes clave que la mayoría de los atletas de resistencia necesitan en mayor cantidad: fibra, vitaminas A y C, calcio y hierro. Trata de seleccionar alimentos que juntos proporcionen el 100 por ciento o más de estos nutrientes (o un promedio cercano al 100 por ciento en unos pocos días). Para comer con moderación los nutrientes, como grasas, grasas saturadas, grasas trans, colesterol y sodio, elige alimentos que juntos proporcionen el 100 por ciento o menos del valor diario.

4. Lee la lista de ingredientes (obligatoria en la mayoría de los alimentos envasados) para obtener información sobre los ingredientes que quizás esté intentando comer más (trigo integral, por ejemplo) y otros que desea evitar o limitar por razones de salud, religiosas o otras razones. Las etiquetas enumeran los ingredientes por peso de mayor a menor y ahora deben indicar claramente si el alimento contiene alguno de los ocho alérgenos principales: leche, huevos, pescado, mariscos, nueces, maní, trigo o soja.

Cómo crear la mejor dieta de entrenamiento

Soluciones simples para atletas de resistencia ocupado, que al parecer, casi nadie tiene en cuenta y es algo muy común entre corredores amateurs.

1. Establecer Objetivos de Entrenamiento y Nutrición
   - Definir metas específicas de rendimiento y composición corporal.
   - Considerar la duración, intensidad y tipo de entrenamiento.

2. Evaluar las Necesidades Calóricas
   - Calcular el requerimiento calórico total basado en el gasto energético y los objetivos de entrenamiento.
   - Determinar la distribución de macronutrientes adecuada para apoyar el rendimiento y la recuperación.

3. Diseñar un Plan de Alimentación Equilibrado
   - Incluir una variedad de alimentos de alta calidad para garantizar la ingesta adecuada de nutrientes.
   - Priorizar fuentes de proteínas magras, carbohidratos complejos y grasas saludables.

4. Planificar la Ingesta de Nutrientes Pre-Entrenamiento
   - Consumir una comida equilibrada que incluya carbohidratos de digestión lenta y proteínas magras 2-3 horas antes del entrenamiento.
   - Optar por refrigerios ligeros que proporcionen energía rápida si el tiempo entre la comida y el entrenamiento es corto.

5. Gestionar la Hidratación
   - Beber suficiente agua antes, durante y después del entrenamiento para mantenerse bien hidratado.
   - Considerar el uso de bebidas deportivas si el ejercicio es intenso o dura más de 60 minutos.

6. Estrategias de Recuperación Post-Entrenamiento
   - Consumir una comida o refrigerio que contenga proteínas y carbohidratos dentro de los 30-60 minutos posteriores al entrenamiento.
   - Priorizar alimentos ricos en antioxidantes y nutrientes antiinflamatorios para apoyar la recuperación muscular.

7. Suplementación
   - Evaluar la necesidad de suplementos basados en deficiencias nutricionales o necesidades específicas de entrenamiento.

8. Monitorizar y Ajustar
   - Registrar la ingesta alimentaria, el rendimiento y las sensaciones durante el entrenamiento para evaluar la efectividad de la dieta.
   - Realizar ajustes según sea necesario para optimizar el rendimiento y la salud a lo largo del tiempo.

No estás solo si tu plato no siempre está a la altura del estándar. Los atletas de todos los niveles, desde principiantes hasta de talla mundial, habitualmente menoscaban su salud y su rendimiento al no prestar suficiente atención a sus elecciones diarias de alimentos (qué comer) y a sus patrones alimentarios típicos (cómo comer). Esta sección se centra en qué alimentos comer (consulta el capítulo 8 para obtener consejos sobre cómo comer) y proporciona soluciones rápidas incluso para los atletas de resistencia más ocupados o con mayores problemas nutricionales. La conclusión es que no cuentes las calorías.

¡En lugar de eso, haz que tus calorías cuenten! (Consulta el apéndice B para obtener una revisión rápida de las funciones, las cantidades requeridas y las mejores fuentes alimenticias de vitaminas y minerales clave).

Haz que al menos la mitad de tus cereales sean integrales

Muy pocos atletas tienen dificultades para acumular suficientes porciones de cereales. Nos gusta el pan, los cereales, el arroz y la pasta, y esos alimentos tienden a ser asequibles, fáciles de preparar y fáciles de conseguir. Además, las porciones modestas se acumulan rápidamente. Sin embargo, consumir al menos la mitad de los cereales integrales suele ser otra cuestión.

Los alimentos del grupo de los cereales (así como las verduras con almidón, los frijoles y guisantes secos y la leche y el yogur bajos en grasa) suministran carbohidratos complejos que alimentan el cerebro y reponen el glucógeno utilizado por los músculos que trabajan y son superiores.

A los carbohidratos proporcionados por los alimentos procesados, como barras de chocolate, bocadillos, postres y refrescos. Es aconsejable discernir el tipo y la cantidad de carbohidratos que consumes (porque no todos los carbohidratos son iguales); sin embargo, no es necesario temer ni evitar por completo los alimentos ricos en carbohidratos. Los cereales integrales aportan más fibra, vitamina E, vitamina B6 , zinc, cobre, manganeso y potasio que los cereales refinados. Además, los cereales integrales ayudan a saciarte, sin saciarte.

Las siguientes son soluciones sencillas para que al menos la mitad de los cereales sean integrales.

• Elige pan integral con más frecuencia que el blanco, el de trigo, el multigrano, el de centeno o el pan integral de centeno. Busca trigo integral (la palabra clave es integral) como primer ingrediente en la lista, o al menos en la lista antes que cualquier otra harina. Prueba también las tortillas integrales, los bagels, las pitas y los waffles.

• Experimenta con pasta integral y otros cereales integrales, como cuscús, bulgur, kasha, quinua y arroz integral. Compra mezclas de cereales integrales preenvasadas y de cocción rápida (15 minutos o menos) o ensaladas preparadas con cereales integrales.

• Come un cereal integral para el desayuno (frío o caliente) como avena, trigo-ena, Ralston, harina romana, trigo rallado, nueces de uva, Cheerios, Wheaties o Total. Los cereales con salvado como Raisin Bran, All-Bran o 100% Bran también cuentan.

• Elige arroz integral en lugar de arroz blanco tan a menudo como puedas. • Cuando hornees en casa, sustituye la mitad (o más) de harina integral por harina blanca en recetas.

Concéntrate en las frutas y varía tus verduras Defraudarte al consumir apenas las cantidades recomendadas de vez en cuando significa que te estás perdiendo nutrientes esenciales, como antioxidantes naturales y vitaminas A y C. Además, si no comes estos alimentos saludables y ricos en fibra, ¿de qué te estás saciando? El truco: ¡piensa en el color! Come un arcoíris todos los días: rojo, naranja, amarillo intenso, verde oscuro, azul y morado.

A continuación se ofrecen soluciones sencillas para variar las verduras: • Bebe tomate o jugo 100 por ciento vegetal. Ten a mano porciones de tamaño individual. Incluye una taza (250 ml) de sopa de verduras con el almuerzo. • En lugar de otra ensalada verde pálida y pobre en nutrientes, pide o sirve sopa a base de verduras.

• Compra variedades frescas listas para comer, como zanahorias pequeñas y guisantes dulces envasados y ensalada prelavada, en una bolsa, o compra tus favoritos precortados de la barra de ensaladas. Ten a mano tu aderezo favorito bajo en grasa para mojar y aderezar ensaladas. • Abastécete de vegetales congelados o enlatados. Mézclalos con cualquier otra cosa que estés preparando o calentando durante los últimos minutos: salsa para espagueti, sopa, guiso, guisos o puré de papas. • Prepara verduras en unos minutos o menos usando el microondas o una vaporera de verduras con temporizador automático. Los tiempos de cocción súper cortos significan que se pierden menos nutrientes. • Hornea una papa o batata en el microondas. Agrega tu aderezo favorito bajo en grasa. • Come más de los que te gustan, especialmente si comes verduras en una sola comida. • Elige comida rápida con verduras: pizza vegetariana, salteado chino, curry de verduras, etc. • Sirve siempre (o pide) dos verduras en la cena. • Aprende a gustarte las verduras que odiabas cuando eras niño. Cuando te encuentres sonriendo y pasándola bien durante una comida, dale un bocado (no más) a una verdura que no te guste. Hazlo al menos media docena de veces, con un intervalo de unos días a una semana o más. Después de no experimentar miseria o reacciones adversas (como que te envíen a tu habitación) varias veces, tu cerebro puede decidir que este alimento no es tan malo después de todo.

Los siguientes consejos te ayudarán a centrarte inteligentemente en la fruta. Ten en cuenta que los estudios muestran repetidamente que es más probable que comamos fruta si no tenemos que prepararla primero.

• Comienza temprano. Bebe 8 onzas (240 ml) de jugo 100 por ciento de fruta o agrega fruta (fresca, congelada o enlatada) a tu desayuno. Prueba con plátano, durazno o bayas sobre cereal, panqueques o waffles, o agrega más fruta al yogur.

• Mantén frutas secas, como pasas, dátiles, manzanas secas, cerezas y albaricoques, guardadas en el cajón de tu escritorio, en tu automóvil y en tu bolsa de deporte. • Guarda los plátanos en el refrigerador (solo la piel se vuelve negra) para que maduren más lentamente. • Abastécete semanalmente de fruta fresca lista para comer, empaquetada o de la barra de ensaladas.

• Prepara o elige postres que enfaticen la fruta, como parfaits de frutas, tartas o pasteles sin corteza.

• Compra bayas congeladas y úsalas como aderezo para helado, yogur congelado, pasteles naturales o para hacer parfaits de frutas.

Vaya magro con las proteínas

Asegurarse de que las opciones proteicas del día a día sean magras y de alta calidad es otra área en la que tanto los atletas de resistencia como las mujeres activas pueden defraudarse. Los atletas necesitan grandes cantidades de proteínas, hierro y zinc para entrenar y rendir constantemente a un alto nivel. El hierro es necesario para formar hemoglobina y mioglobina, los compuestos que transportan oxígeno en la sangre y los músculos.

La anemia por deficiencia de hierro se produce cuando los niveles de hierro son demasiado bajos para producir glóbulos rojos sanos, lo que provoca fatiga y rendimiento deficiente. El zinc es necesario para combatir infecciones y ayudar a que las heridas y lesiones sanen adecuadamente, incluido el microdaño celular causado por registrar una ambiciosa cantidad de millas de entrenamiento diarias.

Los alimentos de origen animal, como las carnes rojas, las aves oscuras y los mariscos, proporcionan la forma de hierro más fácilmente absorbible (hemo) y zinc. Aumenta la absorción de hierro no hemo de los alimentos vegetales comiendo al mismo tiempo un alimento rico en vitamina C. Toma un vaso de jugo de naranja, por ejemplo, con tu plato de avena matutino. Si comes suficientes proteínas, lo más probable es que obtengas suficiente zinc. El café y los taninos del té (normal y descafeinado) bloquean la absorción de hierro y zinc de los alimentos, por lo que debes beber estas bebidas entre comidas, no con ellas.

Incorpora estas estrategias simples para asegurarte de consumir proteínas magras:

Nutriente esencial: hierro.

<u>Fuentes animales</u>

- Carne de res, cerdo, cordero, hígado y otras vísceras
- Aves (especialmente carnes oscuras)
- Pescados y mariscos

<u>Fuentes vegetales</u>

- Verduras de hojas verdes oscuras: espinacas, remolacha, col y hojas de nabo; acelgas
- Jugo de tomate y ciruela pasa
- Frutos secos: albaricoques, pasas.
- Legumbres: garbanzos; frijoles negros, rojos, lima, blancos y pintos

<u>Lentejas</u>

- Alimentos de soja: tofu, tempeh, proteína vegetal texturizada, leche de soja
- Panes y cereales integrales y enriquecidos (incluidos cereales calientes, como avena y crema de trigo)
- Germen de trigo

Aquí te dejo las estrategias para asegurarte de consumir proteínas magras:

Elige cortes magros de carne:

Selecciona lomos y cortes magros como lomo, solomillo y filete redondo, eliminando toda la grasa visible.

Utiliza métodos de cocción bajos en grasa:

Opta por técnicas de cocción como hornear, asar y asar a la parrilla. Una porción de carne de 85 g (3 onzas) tiene el tamaño de una baraja de cartas.

Incorpora más pescado:

Prepara pescado, que lleva solo unos minutos. También puedes comprar mariscos listos para comer, como camarones precocidos. Si no te gusta el pescado, considera pedirlo cuando cenes fuera, donde lo prepararán expertamente.

Aumenta el consumo de frijoles:

Mantén variedades de frijoles enlatados a mano, agrega frijoles en barra de ensaladas o sírvelos como guarnición en lugar de papas o arroz. Elige sopas con frijoles o guisantes, y prueba al menos una comida sin carne a la semana, como tacos o burritos rellenos de frijoles.

No evites los huevos:

Los huevos son económicos y fáciles de preparar, proporcionando proteínas de alta calidad. Puedes optar por claras de huevo o sustitutos de huevo para obtener proteínas sin grasa ni colesterol.

Incorpora tofu:

Agrega tofu a sopas, guisos y lasaña, tritúralo con requesón para untar o mezcla con jugo de limón y sal para hacer aderezo de papa al horno.

Utiliza productos que ahorran tiempo:

Considera opciones como atún enlatado (envasado en agua), pollo precortado para kebabs y salteados, pollos asados precocidos, hamburguesas vegetales congeladas o edamame (soja prehervida).

Incluye una fuente de proteína en cada comida:

Agrega proteínas magras y de calidad a tus comidas, como untar mantequilla de maní en tu bagel o añadir mariscos precocidos a tu salsa favorita para verter sobre pasta, arroz o cuscús.

Obtén sus alimentos ricos en calcio

<u>Consume leche de forma regular:</u>

Opta por leche de cualquier variedad, pero da preferencia a la leche baja en grasa siempre que sea posible. También puedes disfrutar de batidos de leche bajos en grasa, batidos de frutas, cafés con leche y leches saborizadas. Revisa la caja de lácteos para ver si hay variedades como chocolate y otras opciones, o agrega jarabes saborizados. Además, puedes disfrutar de pudines o natillas como postre.

<u>Incorpora leche en preparaciones culinarias:</u>

Utiliza leche baja en grasa en la preparación de alimentos como chocolate caliente, avena o sopa de tomate en lugar de agua.

<u>Incluye yogur en tu dieta:</u>

Consume yogur como refrigerio o utilízalo para hacer aderezo para ensaladas o salsa de verduras.

<u>Añade queso bajo en grasa a tus comidas:</u>

Agrega una o dos rebanadas de queso bajo en grasa a un sándwich o hamburguesa. También puedes disfrutar de queso en tiras bajo en grasa como refrigerio, una rebanada de pizza con queso, y espolvorear queso parmesano o mozzarella bajo en grasa sobre los alimentos.

Satisfacer las demandas energéticas

El ejercicio representa uno de los niveles más altos de estrés extremo al que puedes estar expuesto tú cuerpo. Por ejemplo, en una persona que tiene una fiebre extremadamente alta que se acerca al nivel letal, el metabolismo del cuerpo aumenta aproximadamente un 100 por ciento por encima de lo normal; en comparación, el metabolismo del cuerpo durante una carrera de maratón aumenta hasta un 2.000 por ciento por encima de lo normal.

El consumo plenamente diario de calorías necesarias o para combustible quienes compiten. Sin prepararte, también entrenar es contigo es imprescindible si quieres sentirte bien mientras haces ejercicio. Cuanto más larga o extenuante sea la actividad, más importante será consumir la combinación óptima de nutrientes que suministran energía: carbohidratos, grasas y proteínas.

Como leíste, comer constantemente comidas y refrigerios bien balanceados (en las cantidades recomendadas para ti) que contengan una variedad de alimentos probablemente te proporcionará las calorías adecuadas, así como los nutrientes necesarios para alimentar tu día típico. Las actividades del día a día. Este capítulo proporciona información detallada sobre cómo obtener la combinación óptima de combustible según tus necesidades de entrenamiento y competitivas como atleta de resistencia, que varían significativamente de las necesidades de los atletas que practican deportes de potencia o de equipo.

Este capítulo está dirigido a atletas que desean profundizar y comprender la fisiología subyacente de cómo preparar mejor sus cuerpos para futuros esfuerzos de resistencia. La forma en que alimentas tu cuerpo afecta directamente tus entrenamientos durante la semana y tus carreras de fin de semana y aventuras de resistencia (así como tu salud general del día a día). El tipo de ejercicio que realizas también influye en el combustible que utiliza tu cuerpo. Todos hemos escuchado consejos contradictorios sobre la alimentación para actividades de resistencia. Lo que llegarás a entender como la fórmula para el éxito atlético es la siguiente: los carbohidratos constituyen la columna vertebral de una dieta deportiva inteligente; sin embargo, las proteínas y las grasas también desempeñan papeles cruciales.

Las fuentes de combustible del cuerpo

Nuestra capacidad para correr, andar en bicicleta, esquiar, nadar y remar depende de la capacidad de tu cuerpo para extraer energía de los alimentos ingeridos. Como posibles fuentes de combustible, los carbohidratos, las grasas y las proteínas de los alimentos que consumes siguen diferentes rutas metabólicas en tu cuerpo, pero en última instancia todos producen agua, dióxido de carbono y una energía química llamada trifosfato de adenosina (ATP). Piensa en las moléculas de ATP como compuestos de alta energía o baterías que almacenan energía.

Cada vez que necesitas energía (para respirar, atarte los zapatos o andar en bicicleta 160 kilómetros), tu cuerpo utiliza moléculas de ATP. El ATP, de hecho, es la única molécula capaz de proporcionar energía a las fibras musculares para impulsar las contracciones musculares. El fosfato de creatina (CP), al igual que el ATP, también se almacena en pequeñas cantidades dentro de las células. Es otro compuesto de alta energía que puede movilizarse rápidamente para ayudar a impulsar esfuerzos breves y explosivos. Sin embargo, para mantener la actividad física, las células deben reponer constantemente tanto CP como ATP.

Tus elecciones diarias de alimentos reabastecen la energía potencial o combustible que tu cuerpo necesita para seguir funcionando normalmente. Esta energía toma tres formas: carbohidratos, grasas y proteínas. Tu cuerpo puede almacenar algunos de estos combustibles en una forma que ofrezca a tus músculos una fuente inmediata de energía. Los carbohidratos, como el azúcar y el almidón, por ejemplo, se descomponen fácilmente en glucosa, la principal fuente de energía de tu cuerpo.

La glucosa se puede utilizar inmediatamente como combustible o se puede enviar al hígado y a los músculos y almacenarse como glucógeno. Durante el ejercicio, el glucógeno muscular se convierte nuevamente en glucosa, que solo las fibras musculares pueden utilizar como combustible. El hígado también convierte su glucógeno en glucosa; sin embargo, se libera directamente al torrente sanguíneo para mantener el nivel de azúcar en sangre (glucosa en sangre). Durante el ejercicio, los músculos recogen parte de esta glucosa y la utilizan, además de sus propias reservas privadas de glucógeno. La glucosa en sangre también sirve como la fuente más importante de energía para el cerebro, tanto en reposo como durante el ejercicio. El cuerpo utiliza y repone constantemente sus reservas de glucógeno. El contenido de carbohidratos de tu dieta y el tipo y cantidad de entrenamiento que realizas influyen en el tamaño de tus reservas de glucógeno.

Sin embargo, la capacidad de tu cuerpo para almacenar glucógeno muscular y hepático está limitada a aproximadamente 1.800 a 2.000 calorías de energía, o suficiente combustible para 90 a 120 minutos de actividad continua y vigorosa. Si alguna vez te has topado con la pared mientras haces ejercicio, sabes cómo se siente el agotamiento del glucógeno muscular. A medida que haces ejercicio, tus reservas de glucógeno muscular disminuyen continuamente y la glucosa en sangre desempeña un papel cada vez mayor a la hora de satisfacer las demandas energéticas del cuerpo.

Para mantenerte al día con esta demanda muy elevada de glucosa, las reservas de glucógeno del hígado se agotan rápidamente. Cuando el hígado se queda sin glucógeno, te "debilitarás" ya que tu nivel de glucosa en la sangre baja demasiado y la hipoglucemia resultante (bajo nivel de azúcar en la sangre) te ralentizará aún más. Los alimentos que comes o bebes durante el ejercicio y que aportan carbohidratos pueden ayudar a retrasar el agotamiento del glucógeno muscular y prevenir la hipoglucemia.

La grasa es la fuente de energía más concentrada del cuerpo y proporciona más del doble de energía potencial que los carbohidratos o las proteínas (9 calorías por gramo frente a 4 calorías por gramo). Durante el ejercicio, la grasa almacenada en el cuerpo (en forma de triglicéridos en el tejido adiposo o graso) se descompone en ácidos grasos. Estos ácidos grasos se transportan a través de la sangre hasta los músculos como combustible. Este proceso ocurre relativamente lentamente en comparación con la movilización de carbohidratos como combustible.

La grasa también se almacena dentro de las fibras musculares, donde se puede acceder más fácilmente a ella durante el ejercicio. A diferencia de las reservas de glucógeno, que son limitadas, la grasa corporal es una fuente de energía prácticamente ilimitada para los deportistas. Incluso aquellos que son delgados y malos tienen suficiente grasa almacenada en las fibras musculares y las células grasas para suministrar hasta 100.000 calorías, ¡suficiente para más de 100 horas de carrera de maratón!

La grasa es un combustible más eficiente por unidad de peso que los carbohidratos. Los carbohidratos deben almacenarse junto con el agua. Tu peso se duplicaría si almacenaras la misma cantidad de energía que el glucógeno (más el agua que contiene el glucógeno) que almacenamos como grasa corporal. La mayoría de nosotros tenemos suficientes reservas de energía de grasa (tejido adiposo o grasa corporal); además, el cuerpo convierte y almacena fácilmente el exceso de calorías de cualquier fuente (grasa, carbohidratos o proteínas) como grasa corporal.

Sin embargo, para que la grasa impulse el ejercicio, debes consumir simultáneamente suficiente oxígeno. La segunda parte de este capítulo explica brevemente cómo el ritmo o la intensidad, así como la duración del ejercicio, afectan la capacidad del cuerpo para utilizar la grasa como combustible.

En cuanto a las proteínas, tu cuerpo no mantiene reservas oficiales para utilizarlas como combustible. Más bien, la proteína se utiliza para construir, mantener y reparar tejidos corporales, así como para sintetizar importantes enzimas y hormonas.

En circunstancias normales, las proteínas satisfacen solo el 5 por ciento de las necesidades energéticas del cuerpo. Sin embargo, en algunas situaciones, como cuando ingieres muy pocas calorías al día o no consumes suficientes calorías.

Metabolismo del combustible y ejercicio de resistencia.

Los carbohidratos, las proteínas y las grasas desempeñan funciones distintas a la hora de impulsar el ejercicio.

Carbohidrato

• <u>Proporciona una fuente de combustible altamente eficiente:</u> debido a que el cuerpo requiere menos oxígeno para quemar carbohidratos en comparación con las proteínas o las grasas, los carbohidratos se consideran la fuente de combustible más eficiente del cuerpo. Los carbohidratos son cada vez más vitales durante el ejercicio de alta intensidad, cuando el cuerpo no puede procesar suficiente oxígeno para satisfacer sus necesidades.

• <u>Mantiene el cerebro y el sistema nervioso funcionando.</u> Cuando el nivel de glucosa en la sangre es bajo, te vuelves irritable, desorientado y letárgico, y es posible que seas incapaz de concentrarte o realizar incluso tareas simples.

• <u>Ayuda al metabolismo de las grasas.</u> Para quemar grasas de manera efectiva, tu cuerpo debe descomponer una cierta cantidad de carbohidratos. Debido a que las reservas de carbohidratos son limitadas en comparación con las reservas de grasa del cuerpo, consumir una dieta inadecuada en carbohidratos limita el metabolismo de las grasas.

• <u>Preserva la masa proteica magra (muscular):</u> el consumo adecuado de carbohidratos evita que el cuerpo utilice proteínas (de los músculos, órganos internos o de la dieta) como fuente de energía. La proteína de la dieta se utiliza mucho mejor para construir, mantener y reparar tejidos corporales, así como para sintetizar hormonas, enzimas y neurotransmisores.

Alimentos y líquidos previos al ejercicio

Comer antes de un evento de resistencia ayuda a completar las reservas de carbohidratos del cuerpo (llamado glucógeno), especialmente si el entrenamiento o la carrera se realizan por la mañana.

La comida previa al evento debe consumirse de 1 a 4 horas antes del ejercicio, contener de 1 a 4 g/kg de peso corporal de carbohidratos y ser baja en proteínas, fibra y grasas para minimizar el riesgo de malestar gastrointestinal.

El momento exacto y la cantidad de carbohidratos consumidos durante este tiempo deben estar determinados por las preferencias individuales del atleta.1

Además, se recomienda que los atletas beban ~5-7 ml/kg de peso corporal de líquidos con sodio aproximadamente 4 horas antes de una sesión de entrenamiento o carrera, y otros 3-5 ml/kg de peso corporal aproximadamente 2 horas antes si el atleta no lo hace. no orina, o si la orina es de color oscuro.

Las necesidades diarias de carbohidratos y proteínas se muestran en la siguiente tabla. Ambos dependen de la intensidad del período de entrenamiento.

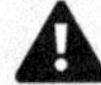

<u>PRE ENTRENAMIENTO Y CARRERA ALIMENTOS Y FLUIDOS</u>

- El éxito en eventos de resistencia está relacionado con una energía adecuada de carbohidratos para alimentar los músculos.
- El enfoque nutricional antes del entrenamiento y la competición para los atletas de resistencia es consumir una cantidad adecuada de carbohidratos y líquidos. Minimiza las proteínas, la fibra y las grasas antes de entrenar y competir.

- Los atletas son individuales y deben usar el recomendaciones para ayudarlos a determinar la cantidad y el momento correctos para comer carbohidratos antes de entrenar y competir que funcionen para ellos.

ALIMENTOS Y LÍQUIDOS DURANTE LA PRÁCTICA

DESHIDRATACIÓN

La deshidratación con una disminución del 2% o más en el peso corporal puede afectar negativamente el rendimiento de un atleta, especialmente cuando se ejercita en condiciones cálidas y húmedas.
Responder "sí" a cualquiera de estas preguntas puede indicar una hidratación inadecuada:

¿Tengo sed?
¿Mi orina es de color amarillo oscuro?
¿Mi peso corporal es notablemente menor que ayer?

Carbohidratos recomendados. Ingesta durante el ejercicio de resistencia.

Duración	Carbohidrato Cantidad	Notas
< 30 minutos No se requiere ninguno		
30-75 minutos	Cantidades muy pequeñas	Enjuague bucal apropiado
1-2,5 horas	30-60 g/h	Fuentes de uso rápido como sacarosa, glucosa y maltodextrina.
> 2,5-3 horas > Hasta 90 g/h		Utilice una mezcla de glucosa y fructosa.

Grasa

• <u>Proporciona una fuente concentrada de energía:</u> la grasa proporciona más del doble de energía potencial que las proteínas y los carbohidratos (9 calorías por gramo de grasa frente a 4 calorías por gramo de carbohidratos o proteínas).

• <u>Ayuda a impulsar la actividad de intensidad baja a moderada:</u> en reposo y durante el ejercicio realizado al 65 por ciento o menos de la capacidad aeróbica, la grasa contribuye con el 50 por ciento o más del combustible que los músculos necesitan.

• <u>Ayuda a la resistencia al ahorrar reservas de glucógeno:</u> Generalmente, a medida que aumenta la duración o el tiempo dedicado al ejercicio, la intensidad disminuye (y hay más oxígeno disponible para las células) y la grasa es la fuente de combustible más importante. Los carbohidratos almacenados (glucógeno muscular y hepático) se utilizan posteriormente a un ritmo más lento, retrasando así la aparición de la fatiga y prolongando la actividad.

Proteína

- <u>Proporciona energía en las últimas etapas del ejercicio prolongado:</u> cuando las reservas de glucógeno muscular caen, como ocurre comúnmente en las últimas etapas de las actividades de resistencia, el cuerpo descompone los aminoácidos que se encuentran en la proteína del músculo esquelético en glucosa para suministrar hasta el 15 por ciento de la energía necesaria.

- <u>Proporciona energía cuando la dieta diaria es inadecuada en calorías totales o carbohidratos:</u> En esta situación, el cuerpo se ve obligado a depender de las proteínas para satisfacer sus necesidades energéticas, lo que lleva a la degradación de la masa muscular magra.

- <u>Satisfacer las demandas energéticas:</u> durante las últimas etapas del ejercicio de resistencia, cuando se agotan las reservas de glucógeno, el músculo esquelético se descompone y se utiliza como combustible. Este sacrificio es necesario para acceder a ciertos aminoácidos (los componentes básicos de las proteínas) que pueden convertirse en glucosa. Recuerda, tu cerebro también necesita un suministro constante y constante de glucosa para funcionar de manera óptima.

Los sistemas energéticos del cuerpo

El primer sistema energético del que depende tu cuerpo es el sistema de fosfágenos. Una pequeña reserva de ATP y otro compuesto de alta energía llamado fosfato de creatina (CP; también llamado fosfocreatina) se almacena dentro de los músculos para impulsar la actividad al instante. Esta reserva es suficiente para alimentar varios segundos de esfuerzos cortos, de alta potencia y totales, como cuando levantas pesas o sacas una pelota de tenis.

Sin embargo, cuando realizas ejercicio que dura más de 10 segundos, tu cuerpo necesita una fuente de energía adicional para la resíntesis continua de ATP. Por lo tanto, la grasa y el glucógeno representan las principales fuentes de energía de las que depende habitualmente el cuerpo.

El segundo sistema energético del que depende tu cuerpo es la glucólisis anaeróbica, una serie de reacciones bioquímicas que no requieren oxígeno para convertir el glucógeno almacenado en los músculos en energía utilizable. Los carbohidratos son el único nutriente cuya energía almacenada se puede utilizar para generar ATP de forma anaeróbica (sin oxígeno adecuado).

Este factor se vuelve cada vez más importante durante el ejercicio de alta intensidad y corta duración. La degradación anaeróbica del glucógeno muscular genera ATP (así como ácido láctico) rápidamente durante un corto período de tiempo, y sirve como combustible principal para un ejercicio intenso que dura de 1 a 2 minutos, como correr una carrera de 800 metros. Durante el metabolismo anaeróbico, cada molécula de glucosa quemada produce 2 moléculas de ATP.

Como atleta de resistencia interesado en completar series más largas de ejercicio, dependes predominantemente de un tercer sistema conocido como metabolismo aeróbico (implica una serie de reacciones que requieren oxígeno) para generar un suministro constante de ATP. Las actividades de resistencia y ultra resistencia requieren que el cuerpo absorba más oxígeno (de ahí su ritmo relativamente más lento) para que los carbohidratos y las grasas se oxiden más completamente, produciendo una cantidad más sustancial de ATP.

Durante el metabolismo aeróbico, cada molécula de glucosa oxidada produce 36 ATP (en comparación con solo 2 ATP cuando se descompone anaeróbicamente). Por ejemplo, durante los primeros 20 minutos de ejercicio moderado y no máximo, el glucógeno hepático y muscular se descompone en glucosa, y el ATP generado suministra aproximadamente la mitad de la energía que el cuerpo necesita. La descomposición de las reservas de grasa proporciona el resto de la energía en este momento.

Gracias a Dios por la capacidad de nuestro cuerpo para almacenar grasa. ¡La oxidación completa de una molécula de triglicérido produce 460 ATP! Durante el ejercicio ligero a moderado, la grasa proporciona aproximadamente el 50 por ciento de la energía necesaria. La oxidación de la grasa aumenta gradualmente a medida que el ejercicio a un ritmo moderado continúa más allá de una o dos horas y las reservas de glucógeno muscular se agotan cada vez más.

Durante el ejercicio prolongado, la oxidación de las moléculas de ácidos grasos puede proporcionar casi el 80 por ciento de la energía que el cuerpo necesita. Sin embargo, la descomposición completa de los ácidos grasos depende en parte de la descomposición de los carbohidratos.

Cuando los niveles de carbohidratos (es decir, glucógeno y glucosa en sangre) en el cuerpo caen, la capacidad del cuerpo para descomponer la grasa como combustible también disminuye. Entonces, como atleta de resistencia, ten en cuenta la ciencia y recuerda que la grasa se quema en la llama de los carbohidratos.

Si no hay suficientes carbohidratos y grasas para satisfacer las necesidades energéticas, el cuerpo debe recurrir al uso de proteínas para obtener energía. Primero, la proteína debe convertirse en una forma que pueda entrar

Demandas energéticas de intensidad y duración

No caigas en la trampa de creer que cuando haces ejercicio quemas únicamente carbohidratos o únicamente grasas. En realidad, nuestros cuerpos dependen de una mezcla de combustibles durante cada actividad que realizamos, desde descansar en el sofá hasta correr hacia la meta. La intensidad del trabajo (la intensidad) y la distancia que se realiza (la duración) determinan en última instancia qué proporción de combustible se utiliza.

En reposo, por ejemplo, se queman más grasas que carbohidratos (glucosa en sangre) para satisfacer las necesidades energéticas.

Durante el ejercicio de baja intensidad (alrededor del 25 por ciento del consumo máximo de oxígeno, o el 25 por ciento del VO2 máximo; para obtener más información sobre este tema, consulta ¿Qué es el VO2 máximo?), como caminar, la grasa continúa suministrando más de la mitad de la energía requerida. En estos momentos, el cuerpo prefiere quemar grasa como combustible porque hay suficiente oxígeno disponible para descomponerla.

Por último, siempre que consumas suficientes calorías y carbohidratos día a día, tu cuerpo no tendrá que recurrir al uso de proteínas para impulsar las actividades diarias o el ejercicio. Si la intensidad del ejercicio que realizas permanece de baja a moderada (hasta el 65 por ciento del consumo máximo de oxígeno, o VO2 máx), tu cuerpo depende de una mezcla de grasas y carbohidratos (glucógeno y glucosa en sangre) como combustible.

A medida que aceleras el ritmo (aumenta la intensidad por encima del 70 por ciento del VO2 máximo), tienes problemas para consumir suficiente oxígeno para satisfacer tus necesidades. Tu cuerpo responde dependiendo menos de la grasa para obtener energía y, en cambio, quema más glucógeno. En primer lugar, la grasa no se puede movilizar (descomponer en ácidos grasos libres y llevar al músculo desde el tejido adiposo) ni quemar con la suficiente rapidez para satisfacer las demandas de energía de las contracciones musculares intensas.

En segundo lugar, la quema u oxidación de carbohidratos para obtener energía requiere menos oxígeno que la oxidación de grasas, por lo que los carbohidratos se convierten en el combustible preferido siempre que el oxígeno sea un factor limitante. Además de eso, a medida que se acumula ácido láctico (como subproducto de la degradación del glucógeno cuando no hay suficiente oxígeno).

¿Qué es el VO2máx?

El VO2max es una medida de la capacidad aeróbica: la capacidad del cuerpo para absorber, transportar y utilizar oxígeno. A medida que haces ejercicio más intensamente, aumenta la velocidad a la que consumes oxígeno. Sin embargo, en algún momento tu cuerpo alcanza un límite en la cantidad de oxígeno que puede consumir, incluso si la intensidad del ejercicio continúa aumentando. Este punto se conoce como consumo máximo de oxígeno o VO2max.

Como indicador de la aptitud aeróbica, el VO2máx puede ayudar a predecir qué atletas tendrán un buen desempeño en actividades de resistencia. Sin embargo, no puede determinar quién ganará. Otros dos factores importantes influyen en tu rendimiento en actividades de resistencia: tu capacidad para rendir a un alto porcentaje de tu VO2máx durante un período de tiempo prolongado (denominado umbral de lactato) y tu habilidad o eficiencia al realizar el ejercicio.

Tu umbral de lactato es el ritmo de ejercicio por encima del cual el ácido láctico comienza a acumularse significativamente en tu torrente sanguíneo. Esto ocurre cuando el glucógeno y la glucosa se descomponen rápidamente porque no hay suficiente oxígeno disponible (como ocurre durante el metabolismo anaeróbico).

Al entrenar de forma inteligente, puedes aumentar tu umbral de lactato. Eso significa que podrás rendir más intensamente antes de acumular lactato, una clara ventaja competitiva porque la acumulación de lactato contribuye a la fatiga.

En segundo lugar, cuanto más hábil o competente seas para realizar un tipo de ejercicio, más económico será. Es decir, necesitas menos oxígeno para realizar el mismo ritmo de trabajo (trabajas a un porcentaje más bajo de tu VO2máx máximo), lo cual es otra clara ventaja porque te ayuda a conservar energía a largo plazo. disponible), dificulta aún más la capacidad de los músculos para quemar grasa. En momentos de ejercicio intenso y total (90 a 95 por ciento de la capacidad aeróbica), tu cuerpo depende exclusivamente de la glucosa. Probablemente ya te habrás dado cuenta de que la distancia que recorres (duración) está inversamente relacionada con la rapidez con la que avanzas (intensidad). Por ejemplo, no importa cuán talentoso seas, tu velocidad promedio en un maratón no será tan rápida como durante una carrera de 10 km.

La grasa se vuelve más importante como fuente de combustible a medida que disminuye la intensidad del ejercicio, lo que ocurre a medida que aumenta la distancia o el tiempo de ejercicio. La oxidación de grasas, por ejemplo, aporta hasta el 70 por ciento de la energía necesaria durante el ejercicio de intensidad moderada que dura de 4 a 6 horas.

A medida que continúa el ejercicio y las reservas de glucógeno se agotan, la descomposición de la grasa proporciona la mayor parte de la energía necesaria. Sin embargo, debido a que la quema u oxidación de grasas suministra ATP a un ritmo significativamente más lento, no se puede mantener la misma intensidad o ritmo.

La intensidad se limita a aproximadamente el 60 por ciento o menos de la capacidad aeróbica y solo si todavía hay algunos carbohidratos disponibles.

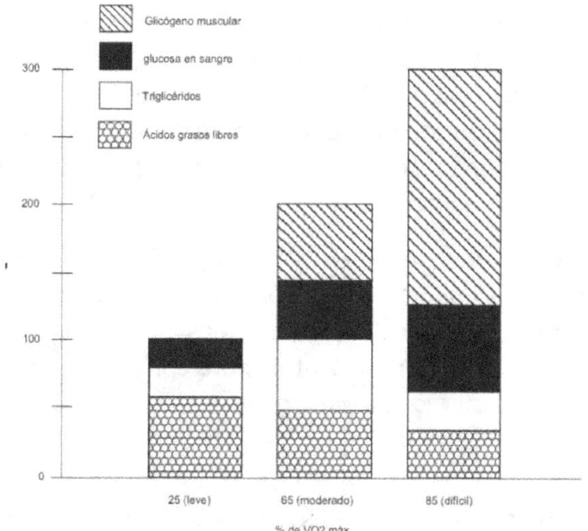

Figura. A medida que aumenta la intensidad del ejercicio (su ritmo se acelera o trabaja más duro), aumenta la dependencia del cuerpo de los carbohidratos (glucógeno y glucosa en sangre) como combustible. Adaptado, con autorización, de JA Romijn, EF Coyle, LS Sidossis, et al., 1993, "Regulación del metabolismo endógeno de grasas y carbohidratos en relación con la intensidad E5780/y Eberle/duración fig del 2.1/462618/ejercicio", extraído/American R2-alwJournal of Physiology - Endocrinology and Metabolism 265(3): E380-E391.

Por lo tanto, el factor limitante en el rendimiento, incluso durante el ejercicio de intensidad moderada, sigue siendo las limitadas reservas de carbohidratos del cuerpo. No importa cuán abundantes sean tus reservas de grasa, después de agotar tus reservas de glucógeno muscular, experimentarás fatiga hasta cierto punto y no podrás mantener tu ritmo actual. Además de eso, tu cerebro necesita un suministro constante de glucosa.

Como se mencionó anteriormente, si agotas las reservas de glucógeno del hígado y, por lo tanto, no puedes mantener un nivel adecuado de azúcar en la sangre, tu cuerpo simplemente se apaga. Recuerda también que se requiere una cierta cantidad de descomposición de carbohidratos para quemar completamente la grasa como combustible.

Cuanto más tiempo hagas ejercicio (continuamente) después de una hora, más importante será una fuente externa de glucosa (por ejemplo, bebidas deportivas, geles energéticos u otros alimentos ricos en carbohidratos) para compensar tus menguantes reservas de glucógeno.

Eventos de resistencia, como maratones y triatlones de corta distancia, y eventos de ultraresistencia, como la Race Across America, una prueba ciclista de costa a costa de 3.000 millas (4.800 km), y carreras de 50 y 100 millas (80 km y 160 km), las carreras a pie ofrecen situaciones especialmente desafiantes. Maratonistas de élite normalmente corren a ritmos equivalentes al 86 por ciento del VO2 máximo.

Los maratonistas que terminan con tiempos de más de 3 horas corren al 65 por ciento del VO2 máximo: ejercicio lo suficientemente intenso como para requerir una cantidad sustancial de glucógeno como combustible. El agotamiento de glucógeno también puede ser una preocupación en el ciclismo de ultraresistencia, como el Race Across America y eventos de varias etapas como el Tour de Francia, porque estos atletas generalmente pedalean a una intensidad superior al 70 por ciento del VO2 máximo.

Los ciclistas deben ingerir constantemente alimentos y bebidas ricos en carbohidratos (antes, durante y después de sus recorridos) para reponer sus reservas de glucógeno.

Por otro lado, en las intensidades de ejercicio de la mayoría de las carreras de ultraresistencia (menos del 60 por ciento del VO2 máximo), como las carreras de 50 y 100 millas, es más probable que se produzca hipoglucemia o golpes que el agotamiento de glucógeno. Los corredores de ultraresistencia bien preparados pueden ser muy eficientes quemando grasa como combustible, pero sus cerebros aún necesitan un suministro constante de carbohidratos para funcionar bien.

Como mecanismo de protección cuando los niveles de glucógeno en los músculos y el hígado son bajos, el cerebro apaga el cuerpo hasta que aparece otra fuente de carbohidratos.

Cumplir las demandas de manera eficiente

Los atletas de resistencia varían enormemente en sus necesidades energéticas diarias dependiendo de su tamaño y sexo, programa de entrenamiento y deporte elegido. ¡Algunos atletas pueden, en ocasiones, necesitar hasta 10,000 calorías al día! Los atletas de resistencia, en particular, a menudo tienen dificultades para consumir suficientes calorías para equilibrar las demandas energéticas de la vida diaria y un programa de entrenamiento riguroso.

No existen fórmulas ni alimentos mágicos; sin embargo, todos los atletas pueden beneficiarse al observar más de cerca la cantidad y combinación de carbohidratos, grasas y proteínas en su dieta diaria.

<u>**Ingesta de carbohidratos**</u>

Un suministro adecuado y continuo de carbohidratos es fundamental para un atleta de resistencia. Puedes aprovechar el poder de los carbohidratos de cuatro formas principales:

• Siguiendo una dieta de entrenamiento rica en carbohidratos;

• Aprovechando la ventana de carbohidratos inmediatamente después del ejercicio;

• Consumiendo alimentos ricos en carbohidratos durante 3 días antes de eventos y carreras largos, y;

• Mediante el consumo de carbohidratos (bebidas deportivas, geles energéticos y, si procede, alimentos ricos en carbohidratos) durante el ejercicio.

Los atletas que constantemente consumen una dieta rica en carbohidratos tienen mayores reservas de glucógeno muscular para aprovechar durante el entrenamiento y las carreras. Recuerda, las reservas adecuadas de glucógeno muscular ayudan a retrasar la aparición de la fatiga a medida que aumentas el ritmo o haces ejercicio más intenso (como en una carrera de 10 km o un triatlón sprint) o cuando haces ejercicio durante más de 120 minutos (como en un maratón o un triatlón de distancia olímpica o Ironman).

Otra ventaja es que los entrenamientos (y las carreras) parecerán más fáciles de completar cuando tengas suficiente glucógeno a bordo para alimentar toda la sesión.

Para los entusiastas del fitness que hacen ejercicio constantemente durante una hora o más al día y los atletas que entrenan con un propósito, consumir una dieta de entrenamiento diaria cercana a los 3 a 4 gramos de carbohidratos por libra de peso corporal (6 a 8 gramos por kilogramo) acelera la recuperación del entrenamiento, combates, lo que facilita salir por la puerta al día siguiente.

Esto también reduce el riesgo de ser marginado, porque los atletas que hacen ejercicio con reservas bajas de glucógeno muscular tienden a sufrir más lesiones. Como se analizó en el capítulo 1, los panes, cereales, pastas, arroz y otros granos, frutas y verduras, frijoles y lentejas cocidos, y leche y yogur son las mejores opciones para satisfacer las necesidades diarias de carbohidratos. También son útiles las bebidas deportivas y los geles y barritas energéticas, si se utilizan de forma adecuada.

Los alimentos que contienen una gran cantidad de azúcar añadido, como las galletas y otros postres, el helado, el yogur helado, los dulces y los refrescos, aportan carbohidratos pero pocos nutrientes.

Consume estos alimentos en cantidades moderadas para completar o ayudar a satisfacer tu necesidad general de carbohidratos. Los malos días de entrenamiento o la sensación inusual de lentitud o falta de recuperación a menudo son causados por malos hábitos alimenticios. ¿Por qué? Los efectos del agotamiento del glucógeno son acumulativos. Muchos deportistas y deportistas dedicados comienzan la semana con fuerza, solo para sentir que están agotados el jueves.

Cuando no repones tus reservas de glucógeno diariamente, aumentas el riesgo de hundirte en un hoyo. Una vez allí, te ves obligado a dar marcha atrás o a tomarte un tiempo de descanso completo para recuperarte. Por cierto, los días de descanso planificados son una buena idea.

El descanso le permite al cuerpo recuperarse y reponer completamente sus reservas de glucógeno, lo que demora aproximadamente 20 horas.

Recargar energías inmediatamente después de esfuerzos físicos intensos o prolongados es el último paso para sacar el máximo provecho de tu entrenamiento. La primera hora después del ejercicio, período conocido como ventana de carbohidratos, es cuando los músculos están más receptivos para reponer glucógeno.

Desafortunadamente, en lugar de comer, los atletas suelen aprovechar esta ventana de oportunidad duchándose y corriendo de regreso a su lugar de trabajo, socializando, haciendo recados o viajando. Además, debido a que el ejercicio eleva la temperatura corporal, lo que a su vez reduce el apetito, no se puede confiar en sentir hambre para repostar adecuadamente.

Dentro de los primeros 30 minutos después de un entrenamiento intenso o prolongado, adquiere el hábito de consumir inmediatamente una bebida de recuperación que proporcione tanto líquidos como carbohidratos, como una bebida deportiva, un jugo de frutas o una bebida que sustituya una comida (incluso un refresco hacerlo en caso de apuro). Trata de consumir al menos medio gramo de carbohidratos por libra (1 a 1,2 gramos por kilogramo) de peso corporal dentro de los primeros 30 minutos, lo que equivale a 50 a 100 gramos para la mayoría de los atletas.

Consume gradualmente alimentos ricos en carbohidratos tan pronto como puedas tolerarlos. Las opciones populares incluyen yogur, fruta, batidos o licuados bajos en grasa, cereales, bagels, patatas asadas y barritas energéticas. Asegúrate de consumir carbohidratos, no grasas. Para determinar el contenido de carbohidratos de las bebidas y alimentos deportivos, consulta las etiquetas nutricionales de los alimentos. Además, los estudios muestran repetidamente que la carga de carbohidratos, o completar las reservas de glucógeno, antes de un ejercicio continuo que dure 2 horas o más, mejora significativamente el rendimiento.

Esto se logra aumentando la ingesta de carbohidratos a 4 a 5 gramos por libra de peso corporal (8 a 10 gramos por kilogramo) durante al menos 3 días completos antes de un evento o carrera de resistencia.

Los atletas que tienen problemas para comer suficientes carbohidratos pueden complementar su ingesta de alimentos con bebidas ricas en carbohidratos o sustitutos de las comidas.

Por último, pero no menos importante, los científicos del deporte han establecido firmemente los beneficios de consumir una bebida que contenga carbohidratos (como las bebidas deportivas) durante el ejercicio prolongado (2 horas o más).

Los carbohidratos ingeridos (40 a 75 gramos por hora) casi siempre retrasan la fatiga y aumentan el rendimiento al mantener o aumentar los niveles de glucosa en sangre y al sostener una alta tasa de oxidación de carbohidratos por parte del músculo.

En otras palabras, los carbohidratos consumidos en este momento son una fuente invaluable de energía inmediata que ahorra aún más las limitadas reservas de glucógeno de tu cuerpo. La ingestión de carbohidratos también puede ser beneficiosa durante el ejercicio de menor duración y mayor intensidad (p. ej., esfuerzos continuos que duran aproximadamente 1 hora), así como durante esfuerzos intermitentes de alta intensidad (p. ej., repeticiones en colinas o sesiones de intervalos) cuando tu cuerpo quema glucógeno a un ritmo rápido.

Además, investigaciones recientes sugieren que la ingestión de carbohidratos que utilizan diferentes transportadores durante el ejercicio puede aumentar la absorción total de carbohidratos en el intestino. Los carbohidratos de una sola fuente, como la glucosa o las maltodextrinas, solo pueden oxidarse a una velocidad de aproximadamente 60 gramos por hora. Sin embargo, la ingestión de una combinación de carbohidratos (por ejemplo, glucosa y fructosa) permite alcanzar tasas de oxidación de más de 100 gramos de carbohidratos por hora, un hallazgo significativo para los atletas de resistencia y ultra resistencia.

Para mejorar el rendimiento, el consumo de carbohidratos durante el ejercicio prolongado parece estimular el sistema inmunológico al prevenir caídas precipitadas del azúcar en sangre. Un nivel de azúcar en sangre demasiado bajo le indica al cuerpo que libere grandes cantidades de hormonas del estrés, particularmente cortisol.

¿Qué pasa con el cortisol?

El cortisol, que normalmente se eleva después de un ejercicio prolongado, suprime profundamente la función inmune. Los estudios demuestran que consumir muchos carbohidratos y mantener un nivel estable de azúcar en la sangre durante el ejercicio también ayuda a mantener el nivel de cortisol del cuerpo significativamente más bajo, lo que puede brindarte la ventaja que necesitas para mantener a raya el resfriado, el dolor de garganta o la gripe.

La concentración óptima de bebidas que contienen carbohidratos destinadas a usarse durante el ejercicio parece ser del 6 al 8 por ciento, la cantidad que se encuentra en la mayoría de las bebidas deportivas disponibles comercialmente, como Gatorade y Powerade. (Para determinar la concentración de carbohidratos de tu bebida deportiva favorita, divide la cantidad de gramos de carbohidratos en una botella de 240 mililitros.

Servir por 240 y multiplica por 100.) Los jugos de frutas y los refrescos quedan fuera de las pautas establecidas porque están más concentrados en carbohidratos (y bajos en sodio), lo que puede retrasar su absorción en el estómago.

Con una concentración de carbohidratos superior al 10 por ciento, el agua puede llegar al tracto gastrointestinal para diluir el exceso de carbohidratos, robando así a la sangre y a los músculos agua valiosa y provocando malestar estomacal (o algo peor).

Beber bebidas carbonatadas durante el ejercicio

Beber bebidas carbonatadas durante el ejercicio también puede causar malestar estomacal. Sin embargo, las personas responden de diferentes maneras a las bebidas y alimentos a base de carbohidratos, por lo que algunos atletas pueden consumir jugos y refrescos sin efectos nocivos.

Es posible que hayas notado que las bebidas deportivas contienen sodio y que algunas marcas tienen un sabor salado si las bebes cuando no estás haciendo ejercicio. Las bebidas deportivas incluyen sodio por muchas razones.

El sodio ayuda a acelerar la velocidad a la que los líquidos y los carbohidratos se vacían del estómago y se absorben en el tracto intestinal: una buena noticia para los músculos que trabajan y el cerebro, que necesitan un suministro constante de glucosa para seguir funcionando.

La presencia de sodio también te provoca sed (lo que te estimula a beber), reemplaza parte del sodio perdido con el sudor y te ayuda a retener o retener los líquidos que ingieres.

En cuanto al consumo de grasa, debido a que los atletas de resistencia dependen cada vez más de la grasa como fuente de energía durante sesiones prolongadas de ejercicio, es posible que te sientas tentado a seguir una dieta rica en grasas para mejorar tu rendimiento. Antes de comenzar a cargar grasa, observa la investigación. Hasta la fecha, los estudios revelan que el rendimiento de resistencia (también conocido como tiempo hasta el agotamiento) no parece verse afectado de manera consistente después de que los sujetos siguieron una dieta alta en grasas durante un período de adaptación que duró de 2 a 7 semanas.

En ensayos de laboratorio se ha demostrado que el tiempo hasta el agotamiento aumenta (en un estudio), permanece sin cambios o disminuye cuando los sujetos siguen una dieta rica en grasas de forma prolongada en comparación con una dieta rica en carbohidratos. Se ha demostrado definitivamente que consumir una dieta rica en grasas durante más de 4 semanas tiene un efecto perjudicial sobre la resistencia.

Por ejemplo, en un estudio, los ciclistas entrenados mejoraron su capacidad para adaptarse y utilizar la grasa como combustible durante el ejercicio (aumento de la oxidación de grasas) y pudieron andar en bicicleta por más tiempo. Sin embargo, su mejor desempeño no fue estadísticamente significativo. En este caso, después de 4 semanas con una dieta que obtenía el 85 por ciento de las calorías de la grasa, los ciclistas entrenados pedalearon 152 minutos (hasta el agotamiento) en comparación con los 147 minutos que siguieron una dieta de carbohidratos promedio o moderada (50 por ciento de las calorías provenientes de los carbohidratos). caja).

Los críticos señalan, sin embargo, que durante la prueba, los ciclistas pedalearon hasta el agotamiento a una intensidad lo suficientemente baja (63 por ciento del VO2 máximo) como para ser impulsado principalmente por la oxidación de grasas, no limitado por el agotamiento del glucógeno.

En realidad, la mayoría de los atletas entrenan y ciertamente compiten a una intensidad del 70 por ciento de su VO2 máximo o superior, niveles en los que el agotamiento del glucógeno es un factor cada vez más limitante. Por lo tanto, el efecto positivo atribuido a la carga de grasa como se informó en el estudio no es aplicable para la mayoría de los atletas de resistencia.

Por otro lado, los atletas de ultraresistencia que se desempeñan a una intensidad relativamente baja o submáxima durante períodos prolongados (más de 4 horas) posiblemente podrían experimentar un mayor beneficio de la carga de grasa. Una mayor capacidad para utilizar la grasa como combustible serviría para ahorrar las limitadas reservas de carbohidratos del cuerpo.

Los investigadores continúan perfeccionando y probando protocolos de carga de grasa más saludables y realistas (p. ej., 6 días seguidos de un día de restauración de las reservas de carbohidratos, con alimentación de carbohidratos durante el ejercicio). Hasta la fecha, los estudios no han demostrado mejoras estadísticamente significativas en el rendimiento.

Sin embargo, en general, la carga de grasa o seguir una dieta alta en grasas que pesa mucho más que el máximo recomendado del 30 por ciento del total de calorías diarias no tiene sentido para la mayoría de los atletas de resistencia. Una dieta de este tipo elimina los carbohidratos de la mezcla y reduce las reservas de glucógeno muscular, lo que reduce la resistencia y la capacidad de rendir a alta intensidad. A largo plazo, llevar una dieta rica en grasas también podría aumentar el riesgo de enfermedades cardíacas y ciertos tipos de cáncer.

A pesar de entrenar mucho, los ciclistas de ruta competitivos mencionados anteriormente vieron aumentar sus niveles de colesterol mientras seguían la dieta alta en grasas). No olvides que incluso los atletas delgados tienen más que suficiente grasa corporal almacenada para alimentar sus esfuerzos de resistencia. Si quieres mejorar tu rendimiento, concéntrate en manipular la forma en que haces ejercicio o entrenas, no en el contenido de grasa de tu dieta. El ejercicio aeróbico o de resistencia estimula al cuerpo a utilizar la grasa como fuente de energía. Los atletas de resistencia altamente entrenados pueden utilizar más grasa y menos glucógeno al mismo nivel absoluto de ejercicio, en comparación con los atletas menos en forma.

La noticia de que simplemente comer más grasa no mejorará tu rendimiento en eventos de resistencia no significa que debas evitar todos los alimentos ricos en grasas, como aderezos para ensaladas, queso o un tazón de helado ocasional. Para rendir al máximo, necesitas músculos que se hayan adaptado al uso de grasas y carbohidratos como combustible. El metabolismo de las grasas y los carbohidratos requiere diferentes conjuntos de enzimas. Al entrenar duro y durante mucho tiempo, entrenas tus músculos para quemar grasa y ahorrar glucógeno durante el ejercicio. Al llevar una dieta que contenga una cantidad adecuada de grasa (aproximadamente medio gramo por libra, o de 1 a 1,2 gramos por kilogramo de peso corporal), también estimularás tus músculos para que produzcan más enzimas necesarias para el metabolismo de las grasas. En otras palabras, apoyas los esfuerzos de tus músculos para construir maquinaria extra celular para metabolizar la grasa.

La grasa también proporciona más energía por libra de alimento. Comer una cantidad adecuada de grasa ayuda a los atletas a obtener suficientes calorías para impulsar un entrenamiento de alto volumen, como correr 10 millas o más (16 km o más) por día o participar en múltiples sesiones de entrenamiento a lo largo del día. Los atletas que consumen la mayor parte de sus calorías de alimentos ricos en carbohidratos (alrededor del 60 por ciento) todavía tienen mucho margen para consumir algo de grasa y, por supuesto, proteínas.

¿Qué tan divertida es una dieta sin grasa? Sin embargo, ten en cuenta que incluso los atletas deben controlar su consumo de grasas no saludables, como las grasas saturadas y las grasas trans. (Consulta la sección del capítulo 1 titulada Elige grasas (aceites) saludables Más de grasas no saludables).

Los atletas con grandes necesidades calóricas suelen entrenar con bastante éxito consumiendo una cantidad adecuada de carbohidratos (por ejemplo, de 450 a 600 gramos al día) y un porcentaje relativamente alto de calorías grasas (hasta el 35 por ciento del total de calorías). Por ejemplo, un atleta que consume 4.000 calorías al día (50 por ciento de carbohidratos, 15 por ciento de proteínas y 35 por ciento de grasas) aún recibe una cantidad sustancial de carbohidratos (500 gramos). Las calorías aportadas por la grasa se acumulan rápidamente y permiten al deportista hacer algo más que entrenar y comer durante todo el día. Comer una pila de 5 panqueques con margarina y almíbar, por ejemplo, es más fácil que comer 10 panqueques simples y proporciona la misma cantidad de calorías.

En cuanto a tratar de mejorar tu rendimiento suplementando con grasa antes o durante el ejercicio, existe poca evidencia para hacerlo. La grasa de los alimentos que consumes (triglicéridos de cadena larga) tarda demasiado en digerirse y absorberse para proporcionar energía disponible durante el ejercicio, a menos que planees estar en movimiento todo el día. La grasa de la dieta se vacía lentamente del estómago y los ácidos grasos que proporciona normalmente no aparecen en el torrente sanguíneo (como energía disponible para los músculos activos) hasta 3 o 4 horas después de la ingestión.

Los triglicéridos de cadena media (MCT) representan otro tipo de grasa que posiblemente podría mejorar tu rendimiento durante el ejercicio de resistencia. A diferencia de los triglicéridos de cadena larga, los MCT se descomponen rápidamente en ácidos grasos y se absorben directamente en el torrente sanguíneo y el hígado. En teoría, podrían llegar a los músculos con la suficiente rapidez como para proporcionar energía, ahorrando así glucógeno muscular. Los MCT están disponibles como aceite de MCT y algunas barras energéticas, bebidas deportivas y bebidas sustitutivas de comidas contienen cantidades modestas de MCT.

Cuando se trata de complementar con MCT durante el ejercicio, la investigación no es concluyente. De los estudios que analizan el efecto del uso de una mezcla de carbohidratos y MCT (suministrada con una bebida deportiva) en el rendimiento en contrarreloj, uno ha demostrado un beneficio positivo. Después de un calentamiento largo y de baja intensidad (2 horas al 60 por ciento del VO2 máximo), seis ciclistas entrenados en resistencia realizaron inmediatamente una contrarreloj simulada de 25 millas (40 km). Durante los recorridos, los atletas consumieron una bebida con carbohidratos, una solución de MCT o una bebida combinada de MCT y carbohidratos.

Los tiempos registrados en las pruebas contrarreloj en las que los atletas consumieron la bebida MCT con carbohidratos fueron significativamente más rápidos (en un 2,5 por ciento) que los obtenidos cuando usaron carbohidratos solos. Los ciclistas obtuvieron sus peores resultados cuando bebieron la bebida MCT (sin carbohidratos).

Sin embargo, otros estudios no han podido duplicar el efecto positivo de la ingestión de MCT junto con carbohidratos. Además, algunas personas no podrán tolerar una cantidad suficientemente grande de MCT (los participantes en el estudio ingirieron 86 gramos) para ver un beneficio. Los MCT pueden causar calambres y diarrea cuando se consumen en cantidades superiores a 30 gramos. (Para obtener más información sobre el aceite MCT, consulta el capítulo 5).

Ingesta de proteínas

Por mucho que te gusten los cereales, el pan y la pasta, no puedes vivir solo de carbohidratos si realizas actividades de resistencia. El ejercicio de resistencia aumenta tu necesidad de proteínas. De hecho, tu requerimiento diario de proteínas puede ser mayor que el de los atletas de fuerza y potencia.

Los atletas de resistencia necesitan proteínas para compensar la pérdida de aminoácidos oxidados durante el ejercicio y para reparar el daño muscular inducido por el ejercicio, especialmente el trauma que ocurre durante el trabajo muscular excéntrico, como correr cuesta abajo. La proteína normalmente proporciona el 5 por ciento o menos de las necesidades energéticas diarias. Sin embargo, durante sesiones extremas de ejercicio prolongado, cuando las reservas de glucógeno se agotan, la proteína se utiliza como combustible y puede contribuir hasta el 15 por ciento de la energía necesaria.

No ingerir suficientes calorías diariamente para igualar las quemadas durante el ejercicio, como cuando haces dieta para perder peso o durante períodos de entrenamiento de alto volumen, también aumenta tus necesidades diarias de proteínas.

Los atletas de resistencia necesitan entre 0,55 y 0,75 gramos de proteína por libra (1,2 a 1,7 gramos de proteína por kilogramo). Por ejemplo, si pesas 54 kg (120 libras), necesitas alrededor de 75 gramos al día. Un atleta de 68 kg (150 libras) debe consumir unos 95 gramos, y un atleta de 82 kg (180 libras) necesita unos 115 gramos.

Los atletas competitivos que realizan entrenamientos extremadamente intensos, como los triatletas Ironman, y los atletas adolescentes en crecimiento pueden necesitar entre 0,8 y 0,9 gramos de proteína por libra (1,8 a 2,0 gramos de proteína por kilogramo).

Estas cantidades pueden parecer muchas, pero la mayoría de los atletas bien nutridos satisfacen fácilmente sus necesidades de proteínas. Considera esto: si comes dos huevos y cereal con leche en el desayuno, un sándwich de atún y yogur en el almuerzo.

Y pollo asado con frijoles horneados para la cena, habrás devorado casi 100 gramos de proteína. Los refrigerios entre comidas también pueden proporcionar proteínas, y las verduras, los cereales integrales, las nueces, el tofu y otros productos de soja también proporcionan cantidades variables. Otra ventaja de incluir algo de proteína en cada comida (y también en los refrigerios) es que ayuda a estabilizar el azúcar en la sangre para que te sientas satisfecho por más tiempo.

Los aminoácidos de cadena ramificada (BCAA) son de particular interés para los atletas de resistencia debido a su papel potencial en la mejora de la fuerza mental y el retraso de la fatiga durante el ejercicio prolongado. Los BCAA, almacenados en los músculos, pueden convertirse en glucosa y utilizarse como combustible durante el ejercicio prolongado. Normalmente, los niveles elevados de BCAA ayudan a bloquear la entrada de triptófano (otro aminoácido) al cerebro, pero durante las últimas etapas del ejercicio de resistencia prolongado, los niveles de BCAA pueden disminuir si se utilizan como energía para compensar las reservas de glucógeno agotadas. En consecuencia, al triptófano le puede resultar más fácil ingresar al cerebro, donde se convierte en serotonina, una sustancia química cerebral que puede inducir somnolencia y fatiga.

Aunque en teoría es sólido complementar con BCAA durante el ejercicio para mejorar el rendimiento, los estudios hasta la fecha son limitados. Agregar BCAA a bebidas deportivas y otros productos no parece proporcionar ningún beneficio adicional, ni parece ser perjudicial, aunque grandes dosis (la mayoría de los estudios usan de 7 a 20 gramos) pueden afectar la absorción de agua y contribuir a problemas estomacales. Comer alimentos ricos en proteínas, como leche, yogur, carne, aves y pescado, proporciona fácilmente la dosis diaria recomendada (aproximadamente 3 gramos al día) de BCAA.

Ten en cuenta que el objetivo mientras entrenas es mantener (o desarrollar) tejido muscular magro, ¡no descomponerlo durante los entrenamientos para obtener combustible! Comenzar todos los entrenamientos con reservas adecuadas de glucógeno y complementar con carbohidratos (bebidas deportivas, geles energéticos, etc.) durante los esfuerzos de larga duración sigue siendo tu mejor defensa contra la fatiga y la degradación del tejido muscular. Una pequeña cantidad de proteína consumida poco después de un ejercicio intenso o prolongado (junto con el consumo de carbohidratos durante la ventana de carbohidratos o la inclusión de alimentos ricos en proteínas en la siguiente comida) impulsará el proceso de reconstrucción de la proteína muscular.

La combinación de carbohidratos y proteínas también ayuda al cuerpo a reponer sus reservas de glucógeno más rápidamente que ingiriendo carbohidratos solos.

Los planes de dieta populares que restringen los carbohidratos y promocionan más proteínas (y grasas), como las dietas Atkins y South Beach, continúan atrayendo a los aficionados al fitness, así como a los atletas que buscan una rápida pérdida de peso para, con suerte, mejorar su rendimiento. Los defensores del plan 40-30-30 (40 por ciento de carbohidratos, 30 por ciento de proteínas y 30 por ciento de grasas), por ejemplo, dejan de lado los carbohidratos y afirman que las proteínas son el nutriente más codiciado por los atletas. A los carbohidratos se les culpa de todo, desde kilos no deseados hasta bajos niveles de energía.

¿Puede ser esto cierto si el glucógeno (carbohidratos almacenados) es el combustible preferido del cuerpo durante el ejercicio, especialmente a medida que aumenta la intensidad y se acelera el ritmo?

Echemos un vistazo más de cerca a esta dieta popular, pero no necesariamente beneficiosa. El equilibrio de nutrientes 40-30-30 supuestamente mantiene el equilibrio correcto entre dos hormonas que produce el cuerpo, la insulina y el glucagón. Los defensores razonan que limitar la ingesta de carbohidratos evita que el cuerpo produzca demasiada insulina y que el consumo de proteínas aumenta los niveles de glucagón (una hormona que contrarresta los efectos de la insulina). Este equilibrio del glucagón supuestamente mantiene mejor los niveles de azúcar en sangre, mejora la resistencia al aumentar el uso de ácidos grasos como combustible y reduce la grasa corporal al aumentar el uso de la grasa almacenada.

Por cierto, toda la jerga científica a la que se hace referencia en estas dietas acerca de los eicosanoides buenos y malos (sustancias parecidas a hormonas que regulan una variedad de funciones corporales) como la clave para toda salud y enfermedad es infundada y no está comprobada por ninguna investigación científica sólida.

Las dietas ricas en proteínas se basan en la teoría de que los carbohidratos, no el exceso de calorías, son los que causan el daño. Comienzas comiendo alimentos ricos en carbohidratos, como arroz y patatas, que hacen que aumente el nivel de insulina del cuerpo. Los niveles altos de insulina le indican al cuerpo que almacene el exceso de carbohidratos en forma de grasa en lugar de quemarlos para obtener energía. El resultado es una sensación de letargo y fatiga a medida que el nivel de azúcar en sangre desciende (cuando la insulina saca la glucosa del torrente sanguíneo).

También eres propenso a ganar peso, ya que los niveles altos de insulina inhiben la capacidad del cuerpo para acceder a sus reservas de grasa. Por otro lado, comer proteínas supuestamente aumenta el nivel de glucagón, que hace que el hígado libere glucosa, reponiendo así el suministro de azúcar en la sangre del cuerpo. Los niveles más bajos de insulina también promueven la liberación de ácidos grasos de las células grasas para su uso como energía.

Esta es la otra cara de la moneda de las dietas altas en proteínas y bajas en carbohidratos. En primer lugar, aquellos que reducen demasiado el consumo de carbohidratos pagan el precio. Los científicos del deporte han establecido desde hace mucho tiempo (desde la década de 1930) que consumir una dieta rica en carbohidratos mejora la resistencia durante eventos deportivos extenuantes. Como has leído en este capítulo, consumir carbohidratos antes y especialmente durante el ejercicio es crucial para los atletas de resistencia.

Comer alimentos ricos en carbohidratos (por ejemplo, una hora antes del ejercicio) aumenta los niveles de insulina y reduce los niveles de azúcar en sangre hasta cierto punto; sin embargo, esta respuesta fisiológica normal es temporal. La mayoría de las personas sanas y activas no experimentan efectos negativos en el rendimiento. Además, consumir suficientes carbohidratos después de los entrenamientos para recargar las reservas de glucógeno agotadas también es una ciencia inteligente. Si no lo haces de manera consistente, te encontrarás recuperándote más lentamente y, por lo tanto, entrenando de manera menos efectiva.

En segundo lugar, la grasa es una importante fuente de energía, especialmente en reposo y durante el ejercicio de baja intensidad.

De hecho, entrenar (ponerte en forma) promueve un mayor uso de grasa como fuente de combustible. Sin embargo, son nuestras bajas reservas de glucógeno (carbohidratos almacenados) las que son la fuente limitante de combustible durante el ejercicio de resistencia, incluso en maratones y eventos de ultra resistencia. A medida que el ejercicio se vuelve más intenso (respondes a una oleada o doblas una esquina y subes una colina empinada), el cuerpo pasa a quemar más carbohidratos, no grasas.

Para que tu cuerpo funcione de manera óptima, tu cerebro también necesita un suministro constante de carbohidratos. En serio, ¿quién se desempeña mejor cuando tiene dolor de cabeza y se siente de mal humor e irritable? Entonces, por muy anticuado que parezca (y definitivamente poco moderno entre quienes intentan venderte el último descubrimiento), los carbohidratos siguen siendo los reyes. La fisiología del deporte humano no ha cambiado en los últimos 75 años. Sus principios todavía se aplican a todos los atletas de resistencia, desde los rápidos hasta los lentos.

Además, las dietas de pérdida de peso o de moda dirigidas a personas promedio rara vez funcionan para personas activas, especialmente aquellas que se toman en serio sus objetivos deportivos. Recuerda, comes para hacer ejercicio o entrenar, no para sentarte en una mecedora. La capacidad de entrenar de forma inteligente y constante conduce a estar en forma. El fitness conduce a la delgadez (un peso saludable que se puede mantener sin actos heroicos), y no al revés.

En tercer lugar, perder peso consiste en gastar más calorías de las que consumes. Lo que cuenta es la cantidad total de calorías quemadas durante el día, no si quemas grasas o carbohidratos. (De lo contrario, para perder peso, podrías simplemente dormir más, una actividad que quema pocas calorías en total, pero un alto porcentaje de calorías grasas). Tu cuerpo puede extraer grasa de sus reservas en cualquier momento del día o de la noche para compensar las calorías quemadas durante el ejercicio. Además, si consumes demasiadas calorías de cualquier fuente (carbohidratos, proteínas o grasas), tu cuerpo almacenará el exceso de calorías en forma de grasa corporal.

En cuanto a los niveles altos de insulina que causan que las personas tengan sobrepeso, es más probable que ocurra lo contrario. El sobrepeso eleva los niveles de insulina. Las personas tienen problemas para regular su nivel de azúcar en sangre y, en consecuencia, sienten más hambre y, por lo tanto, son más propensas a comer en exceso. Perder peso mediante un buen programa de ejercicios casi siempre hace que los niveles de insulina vuelvan a estar dentro del rango normal.

Perder peso rápidamente con dietas altas en proteínas y bajas en carbohidratos puede deberse a que la mayoría proporciona muy pocas calorías para las personas activas. Además, la cetosis (cuando el cuerpo empieza a quemar grasa cuando no se ingiere una cantidad suficiente de carbohidratos) promueve la pérdida de agua y frena el apetito. (Cada gramo de glucógeno se almacena con casi 3 gramos de agua, por lo que a medida que se agotan las reservas de glucógeno, se pierde una gran cantidad de agua).

Además de la deshidratación, la cetosis también causa mal aliento, aturdimiento, mareos y desmayos, y puede ser peligroso a largo plazo.

¿Por qué algunos atletas afirman que se sienten y rinden mejor con una dieta alta en proteínas y baja en carbohidratos? Evidentemente, no todos tenemos las mismas necesidades nutricionales y no todo el mundo es un deportista de élite que entrena durante horas todos los días. Algunas personas activas, especialmente aquellas que han estado sobrecargadas de carbohidratos (comiendo, por ejemplo, fruta, ensalada, barras energéticas, bagels, pasta y más bagels), pueden perder peso o tener un mejor rendimiento con dietas altas en proteínas simplemente porque están llevando una dieta más equilibrada.

Obtener suficiente proteína de alta calidad, hierro, zinc, calcio y un poco más de grasa puede marcar una gran diferencia. Quizás hayas tenido fobia a las grasas y hayas eliminado la mayoría de los alimentos ricos en proteínas, como la carne y los productos lácteos, porque también contienen grasa. Agregar algo de proteínas y grasas a una dieta muy baja en grasas significa que es posible que comas menos porque te sientes más satisfecho y puedes resistir esas ganas de devorar una caja de galletas sin grasa de una sola vez.

Ten en cuenta que descifrar fórmulas complicadas y consumir porcentajes específicos de nutrientes en cada comida y refrigerio probablemente tenga poco que ver con sentirse más saludable y tener un mejor desempeño. La clave está en llevar una dieta equilibrada que sepa bien, satisfaga tus necesidades energéticas y mezcle carbohidratos, proteínas y grasas en cada comida. Tiene sentido comer muchos carbohidratos, sin exagerar. De lo contrario, alguien debería decirles a algunos de los corredores más rápidos del mundo, los kenianos, que lo están haciendo mal al consumir una dieta rica en ugali, un puré a base de almidón y rico en carbohidratos.

La respuesta de tu cuerpo al entrenamiento es crucial para alcanzar tus metas atléticas. Todos, sin importar la edad o la capacidad, a menudo se ven atrapados manipulando lo que comen con la esperanza de rendir mejor, en lugar de elegir alimentos que respalden sus esfuerzos de entrenamiento.

En resumen, la conexión entre tu dieta y tu programa de entrenamiento es simple: la comida es combustible. Para tener éxito, debes entrenar. Para tener la energía suficiente para entrenar de forma constante, debes cubrir tus necesidades energéticas en el día a día.

Es importante conocer las pautas nutricionales recomendadas, pero estas son solo eso: pautas. Sabemos que simplemente comer adecuadamente no garantiza un récord personal (PR) ni te coloca en el podio del ganador. Tienes que hacer el trabajo. Tus elecciones diarias de alimentos o tu dieta juegan un papel clave en tu éxito al afectar tu capacidad para entrenar de manera constante y recuperarte rápidamente. Los hábitos alimentarios saludables también te ayudan a evitar perder días por lesiones e infecciones de las vías respiratorias superiores, como los resfriados.

El entrenamiento de resistencia ofrece muchos beneficios. Ten en cuenta lo siguiente cuando tengas dificultades para recorrer una milla más, completar una serie más de intervalos de natación o correr por un sendero bajo una lluvia fría. El entrenamiento de resistencia te ayuda de las siguientes maneras:

- Aumenta el gasto cardíaco (la cantidad máxima de sangre que el corazón puede bombear cada minuto), lo que significa que suministra más oxígeno a los músculos que se ejercitan.

- Aumenta la capacidad de los músculos para almacenar más glucógeno, el combustible del que depende en gran medida el cuerpo durante el ejercicio prolongado de intensidad moderada a alta (50 a 90 por ciento del VO2 máximo).
- Aumenta la capacidad de los músculos para almacenar grasa (triglicéridos) y aumenta la velocidad a la que se libera (como ácidos grasos libres), haciendo que los ácidos grasos libres estén más disponibles para que los músculos los utilicen como combustible durante el ejercicio.

- Mejora el sistema energético aeróbico de los músculos al aumentar el tamaño y número de mitocondrias (lugar de producción de ATP) en los músculos esqueléticos, así como la actividad de las enzimas oxidativas necesarias para descomponer los carbohidratos y las grasas para producir ATP. En consecuencia, un atleta entrenado tiene una mayor capacidad para quemar carbohidratos como combustible durante el ejercicio de resistencia intenso y depende menos del glucógeno muscular y la glucosa en sangre limitados como combustible durante el ejercicio submáximo prolongado.

- Eleva el umbral de lactato (el ritmo o la intensidad que puedes mantener sin que el ácido láctico se acumule significativamente en la sangre y contribuya a la fatiga) a través de ciertos tipos de entrenamiento, como fartlek, intervalos, entrenamiento en circuito y ejercicio de ritmo sostenido. ayudando así a minimizar el metabolismo anaeróbico. Una unidad de glucógeno quemada aeróbicamente (con oxígeno) genera casi 20 veces más ATP que a través del metabolismo anaeróbico (sin oxígeno).

En términos prácticos, un umbral de lactato más alto significa que sus sistemas energéticos dependientes de oxígeno han mejorado y que sus músculos son más capaces de eliminar el ácido láctico de la sangre. En otras palabras, puedes hacer ejercicio más intenso sin acumular ácido láctico, un beneficio obvio porque la presencia de ácido láctico contribuye a la fatiga e inhibe la capacidad del cuerpo para quemar grasa como combustible, lo que aumenta la velocidad a la que se descompone el glucógeno.

Todas estas adaptaciones le ayudan a ser más eficiente en el uso de la grasa como fuente de combustible durante el ejercicio. Las grasas se movilizan y se ponen a disposición de los músculos que trabajan más rápidamente. El entrenamiento también estimula los músculos para que almacenen más carbohidratos en forma de glucógeno muscular. Los beneficios son dobles: los músculos comienzan con mayores reservas de glucógeno y usted lo utiliza a un ritmo más lento. Por lo tanto, puedes hacer ejercicio a un nivel absoluto más alto (por ejemplo, mantener tu ritmo durante más tiempo) antes de experimentar los efectos fatigantes del agotamiento del glucógeno.

Comer comidas y refrigerios balanceados diariamente es la forma más fácil de obtener las calorías y los nutrientes clave necesarios para entrenar consistentemente a un alto nivel. Los atletas que logran sus objetivos de entrenamiento llegan a la línea de salida con más confianza y mejor preparados para manejar los rigores asociados con los deportes de resistencia. Al combinar los beneficios del entrenamiento de resistencia inteligente con estrategias de nutrición dirigidas a los períodos de tiempo clave antes, durante y después del ejercicio, podrá tener éxito en cualquier esfuerzo de resistencia que elija.

Asuntos de peso: perder, Obtener y mantener

¿Qué pesa más, medio kilo de plumas o medio kilo de ladrillos? La respuesta: ¡un kilo es un kilo! El sentido común nos dice que medio kilo de músculo y medio kilo de grasa tienen que pesar lo mismo; sin embargo, difieren en densidad. Coloca 0.5 kilos de músculo y 0.5 kilos de grasa uno al lado del otro y verás que el músculo ocupa menos volumen o espacio que la grasa, aunque sea poca la diferencia.

¿Estás ¿O entrenando necesitas más hacerte que más nunca, fuerte pero esta todavía temporada no puedes para poder perder ser peso?más rápido? Los atletas que participan en deportes de resistencia generalmente se clasifican en una de dos categorías con respecto al peso corporal: aquellos que quieren perder peso o grasa corporal para tener menos que cargar y aquellos que quieren agregar músculo o ganar peso para aumentar su relación fuerza-peso. relación.

En cualquier caso, el atleta inteligente se concentrará en establecer un programa de entrenamiento sólido, hábitos alimentarios de apoyo y una imagen corporal positiva. Estos componentes son esenciales si desea alcanzar y mantener el peso más delgado y saludable para el que está genéticamente preprogramado. Sin embargo, si su búsqueda se convierte en una obsesión, especialmente si intenta vivir con un peso demasiado bajo para usted, su desempeño será deficiente. También puede causar graves daños a su salud y bienestar.

Conceptos básicos del peso corporal

Como la mayoría de los atletas recreativos y competidores de élite con los que trabajo, probablemente hayas intentado perder o ganar algunos kilos en algún momento.
Lo más probable es que te hayas propuesto remodelar tu cuerpo con la esperanza de tener un mejor desempeño.

Aunque la mayoría de nosotros aceptamos fácilmente nuestra altura, a menudo invertimos una gran cantidad de tiempo y energía tratando de manipular nuestro peso. Un concepto importante a aceptar es que el peso corporal está influenciado por algo más que simplemente lo que comemos y cuánto ejercicio hacemos. El género, la edad y la altura, así como el grosor (densidad) de los huesos y nuestra proporción entre masa muscular magra y grasa influyen en cuánto pesamos en un momento dado de la vida. Obviamente, la mayoría de estos factores están genéticamente predeterminados y fuera de su control, al igual que su tipo de cuerpo heredado.

Si utiliza una báscula típica de baño o vestuario para controlar su peso, acepte sus limitaciones. Una báscula no puede diferenciar entre el peso de la grasa y el peso del músculo. En otras palabras, no puede informarle sobre la composición corporal. cuánto de ti es músculo y cuánto es grasa corporal. Además, cuando te subes a la báscula y registra un número mayor o menor que el anterior, no puedes saber si has ganado o perdido músculo o grasa corporal.

Además, el peso corporal no es estático. No permanece exacto ni constante de un día para otro, ni siquiera a lo largo de un solo día. Trate el peso corporal como un signo vital, similar a la presión arterial o la temperatura corporal, que varía a lo largo del día. Para obtener información útil de la escala, limite las variables externas. En otras palabras, no compare lecturas de diferentes básculas ni realice cambios drásticos en sus elecciones de alimentos o programa de entrenamiento basándose en un control de peso único o aleatorio. Más bien, pésese desnudo por la mañana, una vez a la semana como máximo (si es que lo hace), después de vaciar la vejiga y antes de hacer ejercicio o desayunar. Monitorear el peso corporal a lo largo del tiempo (durante una fase específica del entrenamiento, por ejemplo) puede resultar valioso. Una caída de peso que de otro modo sería inexplicable durante unas pocas semanas o una temporada competitiva, combinada con actuaciones poco satisfactorias, por ejemplo, puede indicar un escenario de sobreentrenamiento precipitado por una falta de combustible. Los pesajes diarios, por el contrario, sólo proporcionan información sobre los cambios de líquidos corporales.

Muchas variables afectan su peso en un momento determinado. Las pérdidas de sudor debido al ejercicio o a los vómitos o la diarrea inducidos por enfermedades disminuirán temporalmente su peso, mientras que la báscula puede registrar un aumento (a veces literalmente durante la noche) debido a la retención de agua relacionada con los cambios hormonales mensuales o una comida rica en carbohidratos consumida la noche anterior. Si se ve obligado a pesarse diariamente, utilice su tiempo y energía de manera productiva.

Pésese antes y después de hacer ejercicio para controlar las pérdidas de líquidos y evaluar qué tan bien funcionó su plan de hidratación. Para rehidratarte después del ejercicio, bebe al menos 2,5 tazas de líquido por cada libra (1,3 litros por cada kg) que bajes en la báscula.

Como atleta serio, no le dé demasiada importancia a las tablas estándar de altura y peso o incluso a las pautas de peso de los Institutos Nacionales de Salud basadas en el índice de masa corporal (IMC). Calculado con una fórmula que considera el peso corporal en relación con la altura, el IMC puede ser utilizado por los profesionales de la salud para ayudar a encontrar personas en riesgo de padecer enfermedades relacionadas con la obesidad, como diabetes, enfermedades coronarias.

Asuntos importantes: perder, ganar y mantener

Algunas enfermedades cardíacas y algunos tipos de cáncer. Sin embargo, el IMC se desarrolló para ser utilizado en estudios de población. A nivel individual, es un predictor pobre e inexacto de la gordura y la salud.

Muchos atletas e incluso quienes hacen ejercicio regularmente, por ejemplo, a menudo aparecerán en las listas con sobrepeso (IMC de 25,0 a 29,9) o posiblemente obesos (IMC de 30,0 o más), incluso cuando no lo son. Culpe a su masa corporal magra, o a sus músculos, que son más densos y, por lo tanto, más pesados que la grasa, así como (con suerte) también a sus huesos más densos. Si hace ejercicio de manera constante y su corazón y sus pulmones están en forma (y pasa su chequeo médico anual), no se preocupe demasiado por su IMC. Los cuerpos sanos vienen en todas las formas y tamaños. Lo importante es tu nivel de condición física, no tu peso.

Composición y rendimiento corporal

En lugar de confiar únicamente en la báscula para evaluar la eficacia de tu dieta y programa de entrenamiento, considera también tu composición corporal. En pocas palabras, nuestro cuerpo se compone de dos compartimentos: masa grasa y masa corporal magra o magra (huesos, músculos, órganos y tejido conectivo). Al utilizar una de las diversas técnicas de análisis de composición corporal disponibles, puedes determinar y controlar con el tiempo qué parte de tu peso corporal es grasa (expresada como porcentaje de grasa corporal) y qué parte es masa corporal magra.

Generalmente, los atletas más delgados, o aquellos con porcentajes más bajos de grasa corporal, obtienen mejores resultados en pruebas de velocidad, resistencia, equilibrio, agilidad y capacidad de salto. El exceso de grasa corporal sería perjudicial para un atleta de resistencia serio, ya que se traduce en peso extra que el deportista debe transportar durante periodos prolongados. La composición corporal ideal varía de un deporte a otro. En general, los niveles de grasa corporal de los atletas de resistencia de élite (maratonistas y triatletas) oscilan entre el 5 y el 9 por ciento en los hombres y entre el 8 y el 15 por ciento en las mujeres. Ten en cuenta que estos niveles son simplemente lo que los investigadores han observado, no lo que todos los atletas de resistencia deberían esforzarse o alcanzar.

Ten cuidado de no confundir correlación con causalidad. A medida que los atletas alcanzaron una clasificación de élite en su deporte, se tomaron medidas y se observó que sus niveles de grasa corporal caían (o se correlacionaban con) un rango de porcentaje de grasa corporal particular. Estas mediciones, sin embargo, no pueden probar (porque las observaciones simplemente no tienen el poder científico para hacerlo) que el porcentaje de grasa corporal sea la razón (o causa) por la que estos individuos obtienen el estatus (efecto) de élite.

En otras palabras, tomar medidas drásticas para reducir tu grasa corporal a los rangos mencionados anteriormente no garantiza que ingresarás a las filas de élite. De hecho, a pesar de lo que los atletas y quienes los rodean creen (o quieran creer), rara vez la gordura relativa de un atleta es el factor limitante definitivo en su rendimiento deportivo.

De hecho, reducir demasiado tu nivel de grasa corporal no es saludable y es probable que sea perjudicial para tu rendimiento. Tu cuerpo necesita algo de grasa esencial para función. El Colegio Americano de Medicina Deportiva estima que los hombres necesitan un nivel mínimo del 5 por ciento y las mujeres necesitan al menos el 12 por ciento (se necesitan niveles más altos de grasa corporal para proteger las funciones menstruales y fértiles). Si decides controlar tu porcentaje de grasa corporal, sé realista. El objetivo es alcanzar un nivel adecuado de grasa corporal que te permita rendir al máximo sin dañar tu salud actual o a largo plazo. Al igual que con el peso, los mejores deportistas en cualquier deporte siempre variarán en su porcentaje de grasa corporal. Cuando corría más rápido, por ejemplo, participé en un estudio exhaustivo sobre corredoras de fondo de élite. La mayoría corría bien con porcentajes de grasa corporal de entre el 10 y el 12 por ciento. Pero las mujeres más exitosas en ese momento (la mejor corredora universitaria de 10 km y la principal maratonista del mundo) estaban significativamente por encima de ese rango.

Métodos para evaluar la composición corporal

Existen varias técnicas para evaluar la composición corporal. La siguiente sección describe las ventajas y desventajas de los métodos más comúnmente disponibles para los atletas de resistencia. En los seres humanos vivos, la grasa corporal no se puede medir directamente, sólo estimarla. La única manera de medir directamente la grasa corporal es analizar un cadáver humano, ¡obviamente un método poco práctico! Tenga en cuenta que incluso los mejores métodos tienen un error del 2 al 3 por ciento. Por ejemplo, si su nivel de grasa corporal es del 12 por ciento y la técnica de medición conlleva una tasa de error del 3 por ciento, su porcentaje estimado de grasa corporal en realidad está entre el 9 y el 15 por ciento.

Pesaje submarino (hidrostático)

Este método requiere pruebas repetidas realizadas en un tanque especial lleno de agua. Se le indicará que saque todo el aire de sus pulmones y luego se le pedirá que se siente perfectamente quieto durante unos 10 segundos mientras está completamente sumergido bajo el agua. La diferencia entre nuestro peso en tierra y nuestro peso en el agua se utiliza para estimar la densidad corporal. A partir de ahí se extrapola el porcentaje de grasa corporal. Es deseable ser considerado denso durante esta prueba, porque los cuerpos más densos tienen menos grasa. Si está interesado en pesarse bajo el agua, consulte con un centro de medicina deportiva local, un hospital con un departamento de bienestar o una universidad con un programa de educación física o fisiología del ejercicio.

El pesaje bajo el agua ha sido tradicionalmente el estándar de oro o la técnica elegida entre los investigadores cuando se trata de evaluar la composición corporal. Sin embargo, gran parte del éxito depende de la capacidad de la persona para tolerar estar bajo el agua mientras expulsa la mayor cantidad de aire posible. Dependiendo de dónde viva y de los recursos disponibles, el pesaje bajo el agua puede ser costoso (entre 10 y 75 dólares estadounidenses) y requiere más tiempo que otros métodos. Las fórmulas utilizadas también pueden ser menos apropiadas para algunas poblaciones (como los atletas de mayor edad y no caucásicos).

Desplazamiento de aire (Bod Pod)

Esta técnica se basa en el mismo principio de medición de todo el cuerpo que el pesaje bajo el agua; La densidad general del cuerpo se utiliza para determinar el porcentaje de tejido graso y magro. Te sientas en una cápsula cerrada con forma de huevo (el Bod Pod) durante aproximadamente 1 minuto mientras los sensores de la computadora determinan la cantidad de aire desplazado por tu cuerpo.

El Bod Pod genera rápidamente estimaciones del porcentaje de grasa corporal, no requiere que el sujeto se moje y produce estimaciones que se correlacionan estrechamente con las producidas por el pesaje hidrostático para personas físicamente activas. Desafortunadamente, pocas instalaciones pueden permitirse la versión del Bod Pod orientada a la investigación (que tiene la capacidad de medir el volumen pulmonar real), por lo que esta opción puede ser costosa y es posible que no esté disponible en su área. Consulte los laboratorios de investigación universitarios y las instalaciones deportivas que atienden a atletas profesionales y universitarios.

La versión Bod Pod, que normalmente está disponible en los gimnasios, utiliza volúmenes pulmonares previstos; por lo tanto, los atletas que participan en un entrenamiento serio pueden verse desviados por resultados sesgados. Con cualquiera de las versiones, se recomienda esperar al menos 2 horas después del ejercicio antes de realizar la prueba.

Absorciometría de rayos X de energía dual (DEXA)

DEXA se ha convertido rápidamente en el nuevo estándar de oro debido a su precisión, exactitud y confiabilidad. Observa el cuerpo utilizando un modelo de tres compartimentos: masa muscular magra, grasa y hueso. Mientras permanece acostado en silencio durante 10 a 20 minutos, un escáner de cuerpo entero que emite dos tipos de rayos X en dosis bajas (uno para huesos y otro para tejidos blandos) pasa por su cuerpo.

Desarrollado para medir la densidad ósea, DEXA supone que la cantidad de energía fotónica que se absorbe es directamente proporcional al contenido mineral de los huesos. Además de permitirle saber en qué forma se encuentran sus huesos (en comparación con estándares predeterminados para personas del mismo sexo y grupo de edad), DEXA proporciona mediciones relativas de tejido graso y magro. Además, DEXA muestra exactamente dónde se distribuye la grasa (así como el músculo) por todo el cuerpo.

No invasivo y fácil, DEXA lo expone a bajas cantidades de radiación (como lo hacen todos los rayos X) y puede ser relativamente costoso porque el equipo es costoso y se requieren profesionales capacitados para operarlo. Consulte universidades, hospitales y otras instalaciones basadas en investigaciones.

Análisis de impedancia bioeléctrica

El análisis de impedancia bioeléctrica (BIA) implica hacer pasar una corriente eléctrica de bajo voltaje (indetectable) a través del cuerpo a través de electrodos colocados en la mano y el tobillo. El tejido corporal magro (principalmente músculo) contiene la mayor parte del agua y los electrolitos del cuerpo; por tanto, conduce la corriente más rápido y fácilmente que el tejido adiposo o adiposo. Cuanto más rápido viaja la corriente a través de su cuerpo, menos grasa corporal tendrá.

Aunque es rápido y no invasivo, el BIA tiene una tasa de error más alta (del 3 al 5 por ciento) y puede ser particularmente inexacto cuando se utiliza con atletas. BIA tiende a sobreestimar los porcentajes de grasa corporal en personas delgadas, y los cambios de líquidos en el cuerpo causados por la deshidratación por el ejercicio o la retención de líquidos debido al ciclo menstrual pueden influir fácilmente en los resultados. Para aumentar la probabilidad de obtener mediciones significativas, debe estar bien hidratado (aunque debe evitar comer y beber durante 4 horas antes de la prueba) y debe evitar hacer ejercicio durante 12 horas antes de la prueba.

El mismo consejo se aplica si compra un dispositivo similar a una báscula basada en BIA diseñada para uso doméstico (como la báscula de grasa corporal Tanita). Debe tomar las lecturas a la misma hora del día, cuando esté hidratado (con la vejiga vacía). Evite subirse a la báscula cuando sea más probable que esté deshidratado: temprano en la mañana o tarde en la noche, después de hacer ejercicio, después de una sauna o dentro de las 24 horas posteriores al consumo de grandes cantidades de cafeína o alcohol.

Prueba de calibrador de pliegues cutáneos

Una prueba de calibrador de pliegues cutáneos implica el uso de calibradores de mano para pellizcar y medir el grosor de la grasa ubicada justo debajo de la piel. Normalmente, se miden de tres a siete sitios, por ejemplo, el abdomen, la parte posterior del brazo, el muslo, la cadera y la parte posterior del hombro. Estas medidas están conectadas a una fórmula para estimar el porcentaje de grasa corporal. Esta técnica simple, no invasiva y económica puede proporcionar lecturas precisas y confiables, pero solo si quien realiza la medición tiene habilidades y ha tenido mucha práctica. Las mediciones de los pliegues cutáneos no son el predictor más válido de la grasa corporal (error del 3 al 5 por ciento). Sin embargo, pueden resultar muy útiles para los deportistas y entrenadores a la hora de controlar los cambios en la composición corporal a lo largo del tiempo.

Cinta métrica

Básicamente, puedes lograr lo que hacen las pruebas de pliegues cutáneos usando una cinta métrica. Este método no requiere fórmulas científicas sofisticadas, sólo mediciones precisas. Simplemente mida puntos seleccionados en la parte superior del brazo, pecho, cintura, caderas, muslos y pantorrillas al octavo de pulgada (3 mm) más cercano con una cinta métrica y registre esas lecturas. No calcularás un porcentaje de grasa corporal específico. Sin embargo, con el tiempo, a medida que repita las mediciones, podrá ver cómo su cuerpo responde a medida que adopta hábitos alimentarios más saludables o emprende un nuevo programa de entrenamiento.

Si su objetivo es perder peso, por ejemplo, puede ser gratificante y tranquilizador utilizar una cinta métrica para documentar su progreso (es decir, ver cómo las medidas disminuyen con el tiempo) en lugar de depender únicamente de la báscula. Las atletas que intensifican su entrenamiento o comienzan un programa de entrenamiento de fuerza a menudo también tienen dificultades para entender la escala. Medio kilo de músculo (piense en un ladrillo) ocupa menos espacio que medio kilo de grasa (piense en bolas de algodón), por lo que una cinta métrica reflejará con mayor precisión los cambios en la composición corporal que una báscula.

Determinar la composición corporal óptima

Muchos atletas a los que aconsejo quieren saber cuánto deben pesar, especialmente aquellos que son nuevos en un deporte o que se embarcan en una prueba de resistencia desafiante por primera vez. Les recuerdo que determinar un peso exacto o un porcentaje de grasa corporal no es necesario ni siquiera deseable. Esfuércese por mantener su peso dentro de un rango óptimo, dentro de unas pocas libras, por ejemplo, durante una temporada competitiva. Vivir a base de ensalada y pasteles de arroz mientras entrenas dos veces al día para alcanzar o mantener un peso específico es una señal de alerta de que tu objetivo de peso no es realista.

Recuera que su peso y porcentaje de grasa corporal variarán un poco a lo largo del año dependiendo de la cantidad y el tipo de ejercicio que realice. Medir su porcentaje de grasa corporal es mejor que saber solo su peso; sin embargo, sigue siendo sólo una cifra estimada.

El error más común que veo que cometen los atletas es adoptar conductas dañinas, como hacer dietas estrictas o consumir demasiada cafeína u otros estimulantes para "quemar grasa", basándose en una única medición de grasa corporal. Un segundo error común que se comete es comparar mediciones compiladas a partir de diferentes métodos de prueba. La ciencia nos dice que si queremos realizar un seguimiento de la composición corporal, debemos utilizar el mismo método cada vez y seguir a la persona a lo largo del tiempo. Este enfoque nos permite monitorear los cambios en la composición corporal que realmente ocurren en respuesta a cambios en el entrenamiento o los hábitos alimentarios.

Debido a que ganar músculo o perder grasa corporal requiere tiempo y mucho esfuerzo, la mayoría de las personas no se beneficiarán de estimar su porcentaje de grasa corporal más de una o dos veces al año (si es que lo hacen). Para que estas mediciones valgan la pena, también es necesario tener en cuenta el tipo y el volumen de entrenamiento que estaba realizando en el momento en que se tomó la medición.

En lugar de concentrarse o, peor aún, obsesionarse con su peso (que es simplemente el resultado de lo que hace), cambie su enfoque y concéntrese en sus comportamientos. ¿Qué necesita hacer diariamente para alcanzar el resultado deseado? Progresarás más rápido si dedicas tu energía a establecer y seguir un programa de entrenamiento sólido y a establecer hábitos alimentarios inteligentes.

Estos dos factores son los que le ayudarán a largo plazo. Seguir este enfoque le llevará a su rango de peso óptimo: podrá alcanzar y mantener este peso de manera realista, desempeñarse bien sin comprometer su salud física o mental y, además, disfrutar plenamente de la vida. Puede que no te guste cuál resulta ser este rango de peso óptimo; sin embargo, ¡ese es otro libro!

Alterar la composición corporal

En el mundo de los deportes de resistencia, muchos atletas luchan por mantener un peso saludable. Los que corren mayor riesgo son aquellos que necesitan perder peso (grasa corporal) por razones médicas, así como aquellos atletas que necesitan aumentar de peso (o recuperar el peso que han perdido) para poder vivir dentro del rango de peso saludable u óptimo preprogramado de su cuerpo. Mantener, perder o ganar peso es principalmente una cuestión de equilibrio energético. Mantendrás tu peso si consumes aproximadamente la misma cantidad de energía o calorías que gastas.

Para ganar peso, necesitas consumir más calorías de las que quemas. Para perder peso, debes gastar más calorías de las que ingieres; es decir, debes comer menos o hacer más ejercicio o, idealmente, hacer algo de ambas cosas. En teoría, perder peso es simple y directo. En la vida real, sin embargo, es más complejo. Después de todo, se trata del cuerpo humano, no de una máquina. Y como probablemente sepas, los atletas también suelen comer por motivos distintos al hambre física.

Estrategias para perder peso

Si es necesario perder peso, la pérdida de peso rápida no es una opción para las personas físicamente activas, especialmente si realmente quieres competir. Una pérdida de más de 1 libra (0,5 kg) por semana para las atletas femeninas o 2 libras (1 kg) para los atletas masculinos significa que estás perdiendo algo más que grasa corporal. Junto con las pérdidas iniciales de agua y glucógeno muscular, hay una pérdida significativa de proteínas debido a la descomposición del tejido magro (músculos y órganos internos). Tus competidores son los únicos que se benefician de este tipo de pérdida de peso.

A los atletas que están crónicamente deshidratados y que operan con reservas de glucógeno demasiado bajas les resultará cada vez más difícil mantener su ritmo de entrenamiento habitual, se fatigarán antes en los entrenamientos y competiciones y tendrán más probabilidades de lesionarse. También es más difícil tener confianza, concentración y actitud positiva cuando estás ansioso por tu peso y preocupado por pensamientos sobre la comida y la báscula.

Las consecuencias a largo plazo de perder peso rápidamente pueden ser particularmente costosas: pérdida de fuerza y potencia muscular, alteraciones electrolíticas debido a la deshidratación, mayor susceptibilidad a los resfriados y otras enfermedades respiratorias, anemia ferropénica, amenorrea (pérdida de los períodos menstruales) en mujeres o niveles suprimidos de testosterona en los hombres, baja densidad ósea como resultado de alteraciones hormonales y falta de calcio en la dieta, cetosis (un estado indeseable en el que entra el cuerpo cuando debe usar su grasa para alimentar el cerebro) y posibles problemas renales.

En última instancia, puedes perder un valioso tiempo de entrenamiento o, peor aún, verte obligado a perderte por completo una competición o una aventura planificada.

La conclusión: intentar perder peso durante la temporada competitiva o en un momento en el que necesitas lograr un rendimiento máximo no tiene sentido. La mejor manera de perder peso es al principio de la pretemporada, cuando estás aumentando tu entrenamiento básico o aeróbico, pero aún no estás haciendo entrenamientos intensos o de ritmo más rápido. Los intentos repetidos de manipular el peso corporal o la grasa corporal por debajo de un nivel normal para ti son contraproducentes. Se producen cambios metabólicos significativos como resultado de una dieta crónica y la pérdida de reservas críticas de grasa.

Si restringes tu ingesta calórica demasiado drásticamente, tu cuerpo inmediatamente se resiste reduciendo su tasa metabólica en reposo, es decir, tu cuerpo usa menos calorías para llevar a cabo funciones vitales esenciales. Esto significa que es más probable que las calorías futuras se almacenen como grasa corporal. Debido a que tu cuerpo no tiene forma de saber cuánto tiempo debe tolerar la falta de combustible, intentará protegerse adaptándose inmediatamente a una menor ingesta de calorías.

Para la mayoría de las personas, esta reducción en la tasa metabólica en reposo no parece ser permanente; sin embargo, quienes pierden y aumentan de peso repetidamente pueden experimentar algunos efectos a largo plazo. Al parecer, el cuerpo recibe mensajes a través de señales cerebrales y hormonas que le ayudan a ser más eficiente a la hora de extraer energía de los alimentos y almacenarla en forma de grasa corporal.

En consecuencia, a las personas que hacen dieta perpetua a menudo les resulta cada vez más difícil perder peso. En el futuro, deberán comer incluso menos calorías para inducir una mayor pérdida de peso.

Ten en cuenta que medio kilo de músculo quema de 7 a 10 calorías por día, lo cual es mucho más que las 2 a 3 calorías que se queman para mantener medio kilo de grasa corporal. Cuando pierdes peso, estás destinado a perder parte de él como músculo o masa corporal magra (las investigaciones han demostrado que es alrededor del 25 por ciento, incluso más si haces dieta y pierdes peso rápidamente). Y cada vez que disminuyes o pierdes masa muscular, tu cuerpo necesitará menos calorías para mantener el mismo peso.

Por cierto, es imposible desarrollar músculo y perder grasa corporal al mismo tiempo. La pérdida de peso requiere que ingieras menos calorías de las que tu cuerpo necesita todos los días, mientras que el desarrollo muscular requiere que ingieras más calorías de las que necesitas diariamente.

Trabaja con un experto calificado, como un dietista deportivo, si necesitas ayuda en esta área. Sé realista. No puedes perder grasa corporal de la noche a la mañana. Concéntrate en comportamientos, como comer menos, moverte más y manejar mejor el estrés o la ansiedad, que te llevan a comer en exceso. Un peso realista y saludable es un peso que puedes alcanzar y mantener, sin medidas heroicas, en este momento de tu vida. Quizás hayas agregado hijos a tu familia o hayas adquirido horas adicionales en el trabajo que reduzcan tu tiempo de entrenamiento. Si este es el caso, no asumas que puedes pesar lo que hiciste en la universidad o incluso lo que pesaste el año pasado.

Lleva un diario de alimentos

¡Si lo muerdes, escríbelo! Un diario de alimentación tiene el mismo propósito que un registro de entrenamiento. Un registro de lo que come puede ayudarle a usted o a alguien con ojo entrenado (como un dietista deportivo) a descifrar sus patrones de alimentación actuales: qué funciona para usted y qué no.

Asegúrese de anotar también la hora del día o de la noche. Mida el tamaño de las porciones en casa para poder estimar con mayor precisión cuánto come cuando está fuera de casa. Captar la razón por la que estás comiendo también es esclarecedor.

Por ejemplo, ¿estás comiendo porque tienes hambre física? ¿O porque estás aburrido? ¿O nervioso por una próxima carrera? Si se excede los fines de semana, una práctica que puede borrar rápidamente las decisiones saludables que ha tomado durante toda la semana, comience por realizar un seguimiento de esos días.

Se ha demostrado repetidamente que escribirlo todo ayuda a las personas a permanecer comprometidas con una meta a largo plazo. Un estudio siguió a 38 personas que habían seguido un programa de pérdida de peso durante un año durante la temida zona de peligro, el período comprendido entre dos semanas antes del Día de Acción de Gracias (a finales de noviembre) y dos semanas después del día de Año Nuevo. ¡El 25 por ciento de los participantes que registraron consistentemente todos los alimentos que comieron durante este período lograron perder 7 libras (3 kg)! El otro 75 por ciento que no estuvo tan atento ganó un promedio de 1,4 kg (3 libras).
Lo que importa es escribir o registrar, no precisamente lo que comiste. El autocontrol nos obliga a ser responsables de nuestras acciones diarias. Como el tarro de maní que mordisqueaste mientras trabajabas hasta tarde una noche. No puedes olvidarlo tan fácilmente cuando está en blanco y negro para que puedas verlo. También puede consultar su diario de alimentos para asegurarse de que está comiendo suficientes alimentos ricos en nutrientes que necesita. Para obtener mejores resultados, deje su diario de alimentos en un lugar visible como recordatorio visual (por ejemplo, en su escritorio o en el mostrador de la cocina) o use su dispositivo electrónico favorito para llevar registros diarios. (Consulte la sección Recursos seleccionados al final del libro para conocer las mejores aplicaciones para usar).

Reduce lo que comes en no más de 300 calorías al día. Toma el camino largo: es cierto que perder 1 libra (0,5 kg) por semana requiere crear un déficit de 3500 calorías. La tradicional regla de oro para perder peso te dice cómo: Consume 500 calorías menos al día. Sin embargo, si eres físicamente activo, reducir drásticamente la cantidad que comes no es realista y ciertamente no es sostenible. Las tácticas populares, como matarte de hambre mientras haces ejercicio tan duro como puedas o renunciar a todos los alimentos divertidos hasta alcanzar el peso ideal, tienen pocas o ninguna posibilidad de tener éxito. Desafortunadamente, la estrategia de pérdida de peso más común que emplean los atletas es aquella que en realidad promueve el aumento de peso. Hacen dieta todo el día saltándose el desayuno y escatimando en el almuerzo, tienen cada vez más hambre a medida que avanza el día y luego cargan calorías yendo al refrigerador desde el final de la tarde hasta la hora de acostarse.

Recortar la cantidad de calorías que consumes actualmente en pequeños incrementos (200 a 300 calorías por día en lugar de 500) no debería suprimir tu metabolismo, y este enfoque ayuda a limitar la pérdida de tejido muscular magro. También es más probable que tengas suficiente energía (y deseo) para seguir haciendo ejercicio, lo cual es esencial si deseas mantener el peso de forma permanente.

Ten en cuenta que, independientemente de la edad o la capacidad, a los atletas les va mejor con la pérdida de peso que se logra por etapas. Después de perder algunos kilos, deja que tu cuerpo se acostumbre a tu nuevo peso y luego decide si te sientes más débil o más fuerte antes de intentar perder más. Consolidar incluso los pequeños cambios en nuevos hábitos requiere tiempo y esfuerzo. Detente y evalúa cómo te está yendo para mantener los cambios saludables que te permitieron bajar de peso. ¿Puedes realmente continuarlos? ¿Podrás hacer más?

Quizás descubras que sería mejor que dirigieras tus esfuerzos a otra parte, a fortalecer tus habilidades mentales o aceptar tu tipo de cuerpo, en lugar de seguir intentando perder más peso.

Siéntate y come comida real

No descartes las pautas nutricionales solo porque estás tratando de perder peso. Aún necesitas consumir alimentos de los cinco grupos de alimentos, además de una cantidad modesta de grasa al día, como todos los demás. A muchas atletas que conozco ni se les ocurriría sentarse a comer un verdadero almuerzo: un sándwich y un vaso de leche, por ejemplo. En lugar de eso, pasan el día mordisqueando, acumulando calorías provenientes de pequeñas golosinas de chocolate, barras deportivas o energéticas, bebidas con cafeína y muffins y batidos de frutas de gran tamaño.

Si constantemente come fuera de una caja, en su automóvil o mientras está de pie, considere que estas acciones insatisfactorias generalmente socavan los esfuerzos por perder peso. Es más probable que se sienta satisfecho y experimente menos culpa o negación si simplemente planea comer tres comidas (de al menos tres grupos de alimentos) y dos refrigerios (apunte a uno o dos grupos de alimentos) al día. Probablemente también comas menos calorías.

Es posible que le falten habilidades en el departamento doméstico y de cocina. Conocí a un atleta universitario que vivía fuera del campus y era responsable de sus propias comidas.

Rutinariamente hervía cuatro hot dogs para el almuerzo y seguía con cuatro más para la cena. Si eres como yo y no puedes permitirte contratar a un chef personal, invierte algo de tiempo y energía en aprender habilidades básicas de cocina y planificación de comidas. Alternativamente, invierta en cenas rentables ofrecidas por empresas que ofrecen comidas premontadas que usted cocina o recalienta en casa. Debido a que comemos lo que está disponible y es conveniente, su trabajo es tener siempre a mano una variedad de alimentos nutritivos y sabrosos que pueda preparar rápidamente en una comida. Este "poder de habilidad" es lo que impide que las personas acumulen un exceso de calorías con la comida para llevar y las comidas rápidas, no la fuerza de voluntad.
Desayunar

Empieza bien el día. Desayunar es un hábito. Si no desayunas habitualmente, empieza a entrenarte ahora mismo. ¿Por qué? Uno de los hábitos cruciales de las personas que pierden peso con éxito, según lo rastrea el Registro Nacional de Control de Peso (adultos que han perdido al menos 30 libras, o 14 kilogramos, y no lo han perdido durante más de un año), es desayunar todos los días. . Al desayunar (una hora después de despertarse), pone en marcha su metabolismo y prepara el escenario para el resto del día. Para las personas físicamente activas, desayunar es particularmente importante porque tendemos a tener hambre con más frecuencia y más rápidamente. Si quieres poner fin a la lucha con tu cuerpo, no te permitas tener demasiada hambre durante el día. Recuerde, cuanto menos coma por la mañana, más probabilidades tendrá de comer en exceso más tarde durante el día.

Conviértete en un maestro de las porciones

Ten cuidado con la distorsión de las porciones, especialmente cuando cenes fuera de casa. Debido al gran tamaño de las porciones de comida, un panecillo de panadería promedio ahora proporciona 320 calorías, ¡el equivalente a comer de tres a cuatro rebanadas de pan! Prestar atención al tamaño de las porciones puede ser una forma fácil de reducir la ingesta de calorías y la práctica permite progresar. Las galletas, muffins, refrescos y bebidas de café de gran tamaño pueden parecer una buena compra, pero ¿puedes permitirte las 500 a 800 calorías que aportan? La conclusión: las porciones de gran tamaño conducen a personas de gran tamaño, incluidos los atletas con sobrepeso.

Incluso si estás entrenando para tu primera maratón o carrera centenaria, no puedes darte el lujo de comer cualquier alimento que desees en cantidades ilimitadas. Constantemente escucho a atletas recreativos decepcionados que habían asumido que perderían peso fácilmente mientras entrenaban para un nuevo desafío de resistencia. Sin embargo, si duermes cerca de la comida, no pierdes. También necesitarás cambiar tu forma de comer (es necesario ser consciente; estar obsesionado es contraproducente). Utiliza una báscula de cocina y tazas y cucharas medidoras periódicamente en casa para poder estimar el tamaño de las porciones cuando salgas a cenar.

Busca formas sencillas de recortar las calorías vacías. Si sales a comer con frecuencia, limita la ingesta de alimentos ricos en grasas, como aderezos para ensaladas, mayonesa, queso, carnes grasas como salchichas y salchichas, y productos fritos. Pregunta cómo se preparan los alimentos antes de pedirlos para detectar grasas ocultas, como salsas cremosas, aceite de oliva y queso. Ten cuidado también con la sobrecarga de carbohidratos. En serio, ¿con qué frecuencia empiezas las comidas en casa comiendo una cesta entera de pan?

Mantenerlo apagado durante la temporada baja

Si eres como la mayoría de los atletas competitivos, estarás listo para la temporada baja cuando llegue. Este período de recuperación proporciona al cuerpo y a la mente un merecido descanso de los factores estresantes físicos y mentales asociados con el entrenamiento y la competición extenuantes. Ya sea que se relaje por completo, realice un descanso activo (este es un momento perfecto para probar nuevas actividades) o ingrese a un período de entrenamiento ligero y fácil, una disminución en el volumen y la intensidad del ejercicio significa que necesitará menos calorías. Por lo tanto, necesita comer menos, a menos que quiera aumentar de peso.

Creo que funciona mejor cuando los atletas eligen disfrutar de un período inicial de tiempo completamente libre, es decir, sin trabajar en ningún objetivo. La siguiente fase, el inicio de la pretemporada, es cuando los exitosos se preparan nuevamente. Este es el momento de reexaminar sus hábitos alimentarios, así como cualquier inquietud y objetivo relacionado con el peso que pueda tener. Si necesitas perder peso (o aumentar masa muscular), el inicio de la pretemporada es el momento de trabajar en ello. No más adelante en la temporada, cuando no quieras que nada interfiera o comprometa sesiones de entrenamiento importantes, y ciertamente no justo antes o durante la competencia.

1. Evita los alimentos deportivos. Utiliza bebidas, barras y geles energéticos estrictamente para los fines previstos: antes, durante y después del ejercicio extenuante o prolongado. Cuando no te mueves continuamente a un ritmo de moderado a vigoroso durante al menos 75 minutos, no los necesitas. Organiza un entrenamiento temprano de pretemporada para volver a estar en forma o desarrollar la base de modo que puedas sentarte a comer una comida equilibrada y programada normalmente dentro de los 60 minutos posteriores a tu entrada. Esto te ayuda a evitar comer una comida especial post-entrenamiento o de recuperación seguida de tu comida habitual.

2. <u>Sigue moviéndote.</u> Además de los entrenamientos y las carreras, muchos atletas son bastante sedentarios, especialmente aquellos que están atados a un escritorio todo el día. Con menos sesiones de ejercicio planificadas, es posible que necesites recordar levantarte y ponerte en movimiento. Para responsabilizarte, compra un contador de pasos sencillo. Trata de caminar al menos 10,000 pasos por día, aproximadamente 5 millas (8 km), subiendo las escaleras, haciendo recados a pie y caminando de un lado a otro mientras hablas por teléfono. Para mantener tu peso dentro de un rango saludable (de 3 a 6 libras, o de 1,4 a 2,8 kg), establece tu punto de referencia (pasos promedio caminados semanalmente) y luego aumenta tu objetivo de pasos semanales según sea necesario.

3. <u>Pésate semanalmente:</u> en la misma báscula, a la misma hora del día y en las mismas condiciones. Se aceptan y esperan aumentos de peso modestos. Estate alerta a un aumento de peso rápido o grande inexplicable (por ejemplo, no asociado con un programa de entrenamiento de fuerza o la recuperación del peso perdido durante la temporada competitiva). Asume la responsabilidad de tu cuerpo y actúa antes de que los pequeños aumentos se sumen a una cantidad excesiva de kilos de más.

4. <u>Consume una fruta o verdura en cada comida y merienda.</u> Rellenar sin rellenar. Lo que es un buen hábito en cualquier momento se vuelve imprescindible fuera de temporada. Comprométete a llenar la mitad de tu plato durante el almuerzo y la cena con frutas y verduras, ¡y las papas fritas no cuentan! Para los refrigerios, comienza con una fruta o verdura (el pastel de zanahoria, las Pop-Tarts de fresa, los

chips de maíz y similares no califican) y luego decide si todavía tienes hambre.

5. <u>Come tus calorías; no las bebas.</u> Es fácil sobrecargar calorías al consumir bebidas de café y otras bebidas con cafeína, como refrescos y bebidas energéticas, especialmente si lo haces para evitar comer. Las ráfagas de cafeína y azúcar calmarán temporalmente los antojos, pero el hambre siempre regresa con fuerza. Cuando estés despierto, planifica comer cada 3 a 4 horas (nunca pases más de 5 horas sin comer). Comprométete a comer tres comidas balanceadas (cada una con al menos tres grupos de alimentos) al día, con uno o dos refrigerios según sea necesario.

Nota: Prepara la mitad de tu plato o tazón con frutas y verduras. Limita los alimentos a base de cereales, como patatas, arroz, pasta y pan, a una cuarta parte del plato. Llena la otra cuarta parte con alimentos magros ricos en proteínas. Controla también la cantidad de calorías que bebes a lo largo del día. Reducir las calorías líquidas provenientes de refrescos, alcohol, batidos saludables, bebidas energéticas e incluso jugos puede ser todo lo que necesites hacer.

Incluya proteína magra en cada comida

No es ningún secreto que las personas pierden peso con las
populares dietas controladas en carbohidratos (altas en
proteínas y bajas en carbohidratos). Tampoco es un misterio
por qué: consumen menos calorías totales. Las personas
informan que se sienten más llenas por más tiempo cuando
comen una gran cantidad de proteínas, y eso parece
traducirse en sentirse menos privados y más motivados para
seguir con una ingesta más baja de calorías. Los
investigadores buscan ansiosamente el mecanismo subyacente
para explicar cómo funcionan las proteínas para aumentar la
sensación de saciedad. Refuerce su dieta incluyendo una
fuente de proteínas magras y de calidad, como pescado (no
frito), pollo o pavo (sin piel), carnes rojas magras, lácteos
bajos en grasa, huevos, productos de soya o frijoles de
cualquier tipo (pinto, negro, riñón, etc.) en cada comida.
Limítese a porciones de tamaño razonable, como 3 onzas (90
g) de carne, a la vez.

A diferencia de los carbohidratos y las grasas, el cuerpo
no puede almacenar proteínas. Si consume proteínas más
allá de sus necesidades, su cuerpo las descompone y
convierte el exceso de calorías en grasa corporal.

Toma tus señales alimentarias del sol

¿Has hecho ejercicio hoy? ¿Has comido hoy? Dado que la mayoría de nosotros realizamos la mayor parte de nuestro entrenamiento, nuestro trabajo y nuestras obligaciones familiares entre las nueve y las seis (incluso antes si entrenas a primera hora de la mañana), ¿por qué la mayoría de nosotros insistimos en comer la mayoría de nuestras calorías después de las seis? Concéntrate en consumir tus calorías cuando más las necesitas, que es durante el día, y practica la moderación por la noche. Nuestros músculos y nuestro cerebro prosperan al tener un suministro constante y constante de combustible disponible. Para evitar tener demasiada hambre y devorar todo lo que encuentres a la vista, escalona tus calorías a lo largo del día. Planifica comer una comida o un refrigerio saludable cada 3 a 4 horas para que tu nivel de azúcar en la sangre no baje demasiado. De lo contrario, correrás hacia la máquina expendedora o el establecimiento de comida rápida más cercano.

Sé creativo con tu horario de comidas. Incluso si estás tratando de perder peso, aún necesitas estar bien alimentado antes de salir por la puerta y aún necesitas reponer tus reservas de glucógeno después de un ejercicio extenuante. Si entrenas después del trabajo, por ejemplo, come menos a la hora del almuerzo y guarda algunas calorías para un refrigerio por la tarde cuando se acerque la hora de hacer ejercicio. Una bebida deportiva o una barra energética después de terminar reemplaza esa segunda ración o postre extra en la cena.

Puedes controlar tu ingesta general comiendo porciones razonables (una buena comprobación de la realidad es el tamaño de la porción que figura en la etiqueta), seleccionando productos bajos en grasa y comiendo menos calorías por la noche cuando realmente no las necesitas.

Entrenamiento de maratón y cambios de peso

Las personas que entrenan para maratones, ultra carreras y triatlones Ironman a menudo se sienten desconcertadas y frustradas (incluso entran en pánico) si descubren que han aumentado de peso. Se supone que debes perder peso cuando entrenas para deportes de resistencia, ¿verdad? Aunque este es un sentimiento popular, simplemente no es cierto.

En realidad, practicar deportes de resistencia con el objetivo principal de perder peso probablemente te lleve a una decepción. Un estudio presentado en la conferencia anual del Colegio Americano de Medicina Deportiva de 2011, por ejemplo, analizó las diferentes motivaciones entre los maratonistas primerizos y los que abandonan. Aquellos que corrían para perder peso (o ganar reconocimiento) tenían más probabilidades de abandonar el entrenamiento para el maratón. En otro estudio, los investigadores sometieron a 64 personas a un programa de entrenamiento de maratón de 3 meses. El resultado final: el 78 por ciento no experimentó cambios en el peso corporal, el 11 por ciento perdió peso y el 11 por ciento ganó peso. De los 7 que aumentaron de peso, 6 eran mujeres.

¿Qué está pasando aquí? En primer lugar, un aumento en la báscula no significa automáticamente que hayas ganado grasa corporal. Como atleta de resistencia, se puede esperar cierto aumento de peso debido a los cambios fisiológicos inducidos por el entrenamiento, como un aumento en el volumen sanguíneo, mayores reservas de glucógeno (lo que también significa que se retiene más agua en el cuerpo) y aumentos en el tejido conectivo, así como posibles ganancias de masa muscular. En segundo lugar, si bien el estudio no nos dice por qué algunas mujeres aumentaron de peso durante el riguroso programa de entrenamiento de resistencia, tres cuartas partes de las mujeres en el estudio informaron que comieron más mientras entrenaban más, en comparación con solo el 48 por ciento de los hombres. El aumento del apetito es una de las muchas teorías propuestas por las que las mujeres, en particular, suelen tener dificultades para perder peso cuando realizan entrenamientos de resistencia. Otras teorías incluyen diferencias en la eficiencia muscular que dan como resultado que el cuerpo de las mujeres queme menos calorías, diferencias hormonales que afectan la forma en que las mujeres procesan los carbohidratos y una mayor probabilidad de que las mujeres sean víctimas del síndrome de recompensa. Esto último implica juegos mentales basados en ilusiones o pensamientos erróneos, como "Estoy entrenando para un maratón, así que puedo comer lo que quiera, cuando quiera" o "Acabo de correr 30 km (18 millas), así que me merezco otro trozo de pastel".

El resultado final: entrena para mejorar tu rendimiento, no para perder peso. Escucha y respeta tu cuerpo. Recarga energías antes de salir (y durante las sesiones de entrenamiento, según se recomienda) y reposta rápidamente después de esfuerzos prolongados o intensos. Por último, no utilices recompensas de comida como motivador para completar el entrenamiento que has elegido realizar.

Hazte amigo de la grasa

Las grasas buenas no son malas. La grasa que se ingiere en los alimentos no reaparece inevitablemente como grasa corporal. Aún puedes obtener un nivel deseable de grasa corporal si comes medio panecillo untado con mantequilla de maní o una ensalada con aderezo rociado sobre él. Asegúrese de mantener suficiente grasa en su dieta. Además de proporcionar energía y ácidos grasos esenciales, la grasa permite que el cuerpo absorba y utilice vitaminas liposolubles.

La grasa también realza los sabores de los alimentos, frena los antojos y ayuda a sentirse satisfecho. Sin suficiente grasa en su dieta, se sentirá insatisfecho y será más probable que coma en exceso, especialmente en el departamento de carbohidratos. ¿Cuántas veces has dejado de comer una hamburguesa o un trozo de pizza porque te dices que engorda demasiado, sólo para terminar una hora más tarde tomando otra bebida (o dos) azucarada y con cafeína o respondiendo a una pregunta fuera de control? ¿Antojo de chocolate? El hecho es que no aumentamos de peso simplemente por comer alimentos o comidas que contengan grasa. El exceso de calorías, ya sea que provengan de grasas, carbohidratos, proteínas o alcohol, es el culpable. Seguir una dieta que contenga una cantidad adecuada de grasa, al menos el 20 por ciento del total de calorías o medio gramo por libra (1 gramo por kilogramo) de peso corporal, no es exagerar. La clave es concentrarse en comer el mejor tipo de grasa. Las nueces y las mantequillas de nueces, las semillas, los aguacates y los aceites como el de oliva, canola y
linaza son ricos en grasas monoinsaturadas saludables para el corazón. Por supuesto, incluso estas grasas saludables

para el corazón aportan calorías concentradas (9 calorías por gramo), así que use cantidades modestas espaciadas a lo largo del día.

Las grasas que todos debemos limitar en nuestra dieta diaria son las grasas saturadas y las grasas parcialmente hidrogenadas o grasas trans. Para reducir las grasas saturadas en su dieta, elija productos lácteos bajos en grasa y cortes de carne magros.

Limitar los alimentos grasos tradicionales (comida frita, comida rápida y alimentos procesados que contienen aceites vegetales parcialmente hidrogenados, como margarina en barra, bocadillos y productos de panadería) ayudará a mantener bajo control la cantidad de grasas trans que consume.

Complementa tu entrenamiento aeróbico con entrenamiento anaeróbico o de fuerza

Ignora los consejos equivocados de que debes entrenar durante mucho tiempo y lentamente para quemar grasa y perder peso. El ejercicio realizado a intensidades más bajas (ejercicio aeróbico) utiliza un mayor porcentaje de grasa que el ejercicio de alta intensidad (actividades anaeróbicas, como el trabajo de intervalos o de velocidad). Sin embargo, el ejercicio hace más que simplemente ayudarte a quemar grasa. El ejercicio ayuda a crear un déficit de calorías en el cuerpo; en otras palabras, hacer ejercicio te ayuda a gastar más calorías de las que consumes.

Recuerda, necesitas crear un déficit de 3500 calorías (comiendo menos, haciendo más ejercicio o alguna combinación de ambos) para perder 0,5 kg. No importa qué fuente de combustible se queme durante el ejercicio, el cuerpo puede extraer grasa de sus reservas más adelante para compensar las calorías gastadas durante el ejercicio.

La cantidad de calorías que quemas durante el ejercicio depende de muchos factores: tu peso corporal, el tipo de ejercicio, la intensidad y duración, y si eres un atleta novato o entrenado. Como atleta de resistencia, lo más probable es que te concentres en recorrer la distancia. Pero el entrenamiento de fuerza o resistencia y el ejercicio de mayor intensidad, como los intervalos, los entrenamientos de tempo y el entrenamiento fartlek (interrumpes tu ritmo normal con ráfagas rápidas), pueden ayudarte a perder peso y mejorar el rendimiento. No olvides que durante el ejercicio se quema una combinación de grasas y carbohidratos para obtener energía. Dado el mismo período de tiempo, el ejercicio de menor intensidad utiliza un mayor porcentaje de grasa que el ejercicio de mayor intensidad; sin embargo, quema menos calorías en general.

Durante las actividades de ritmo más rápido, se quema un mayor porcentaje de calorías provenientes de carbohidratos que de grasas; sin embargo, el total de calorías quemadas es mucho mayor. Lo que más importa es la cantidad total de calorías consumidas, no el porcentaje de grasas respecto a los carbohidratos. El ejercicio de mayor intensidad te ayuda a perder peso porque utiliza más calorías por minuto.

Piénsalo de esta manera: un gran porcentaje de un número pequeño puede ser menor que un pequeño porcentaje de un número grande. Por ejemplo, un ciclista de 68 kg (150 libras) que recorre un promedio de 19 km (12 millas) por hora puede quemar 380 calorías por hora, y alrededor del 70 por ciento de la energía proviene de la grasa. El mismo ciclista puede quemar aproximadamente 780 calorías por hora andando a 29 km (18 millas) por hora, y la grasa proporciona aproximadamente el 50 por ciento del combustible necesario. Pero el 70 por ciento de 380 son 266 y el 50 por ciento de 780 es 390, por lo que el recorrido más intenso quema más de 100 calorías de grasa más. Más importante aún, debido a que pocas personas tienen tiempo ilimitado para hacer ejercicio, andar en bicicleta con mayor intensidad quema 400 calorías más en el mismo período (780 versus 380).

Los atletas entrenados queman más grasa como combustible por dos razones. En primer lugar, utilizan la grasa antes durante el ejercicio (el entrenamiento ayuda a almacenar más grasa dentro de los músculos para facilitar el acceso).

En segundo lugar, tienen la capacidad de trabajar a intensidades más altas (gracias en parte a un umbral de lactato elevado) que los atletas recreativos, por lo que queman más calorías en total, así como cantidades proporcionalmente mayores de grasa. Por supuesto, no puedes simplemente salir volando por la puerta y comenzar a entrenar rápida y furiosamente en un intento de perder peso. No quemarás muchas calorías sentado en el sofá si te lastimas.

Los entrenamientos de menor intensidad o ritmo más lento son necesarios para preparar tu cuerpo para el estrés futuro que viene con una actividad más intensa o extenuante. Mientras tanto, a medida que te preparas para manejar entrenamientos de mayor intensidad, la duración o el tiempo que dedicas al ejercicio se convierte en un factor más importante. Para tener éxito en la pérdida de peso, necesitarás hacer ejercicio por más tiempo para compensar la menor cantidad de calorías utilizadas por minuto.

Considera aumentar tu volumen de entrenamiento agregando más distancia a tu programa de entrenamiento semanal. Y vuélvete más activo fuera de los entrenamientos planificados.

A lo largo del día, busca oportunidades para moverte más. Utiliza las escaleras en lugar del ascensor y camina en lugar de conducir para hacer los recados. Haz que visitar la sala de pesas también sea una prioridad. El entrenamiento de fuerza ayuda a preservar la masa muscular, un determinante importante de la tasa metabólica en reposo. Cuanto más musculoso seas, más calorías quemarás, incluso en reposo. El entrenamiento con pesas también hace que sea más probable que cualquier peso que pierdas sea principalmente grasa corporal, no músculo.

Estrategias para ganar peso

Ganar peso puede ser una ventaja si en tu deporte o actividad entran en juego la velocidad, la potencia, el apalancamiento o la masa. Por supuesto, lo más probable es que desees ganar tejido muscular magro, no grasa. Agregar masa muscular puede aumentar su relación fuerza-peso, lo que en última instancia aumenta su fuerza y potencia, permitiéndole rendir a un nivel más alto. Depositar grasa corporal adicional contribuye poco a mejorar la potencia o la fuerza. Por otro lado, algunos atletas de resistencia descubren que llevar un poco de acolchado extra puede ayudarles a defenderse de las enfermedades y soportar mejor los rigores del duro entrenamiento.

Al igual que los atletas que intentan perder peso, debes ser realista acerca de la cantidad de peso o masa corporal magra que puedes ganar. Agregar algunos kilos antes de emprender una ultracarrera o una carrera de aventuras es una cosa, pero esperar transformar tu físico es algo completamente diferente.

Tus genes, sexo, dieta, programa de entrenamiento (incluida la cantidad de entrenamiento de fuerza que estás dispuesto a hacer) y motivación cuentan. Mira a los demás miembros de tu familia, especialmente a tus padres, para tener una idea clara de tu potencial. Si es un atleta bien entrenado o simplemente gana mucho, puede resultarle difícil, si no imposible, ganar peso sin aumentar sustancialmente la cantidad de calorías que consume o reducir su entrenamiento.

La conclusión, por supuesto, es que para ganar o desarrollar músculo, debes consumir más calorías de las que gastas. En general, necesitarás consumir entre 400 y 500 calorías adicionales al día para ganar aproximadamente 1 libra (0,5 kg) de músculo magro en una semana. No considere los suplementos como un sustituto del trabajo duro y la buena nutrición. No existen nutrientes mágicos que promuevan ganancias sustanciales de fuerza y masa muscular. (Consulte el capítulo 5 para obtener una revisión completa de la creatina y otros suplementos promocionados por su potencial para mejorar la masa muscular en los atletas). Tenga en cuenta las siguientes pautas cuando intente agregar masa muscular magra.

**Aumenta su ingesta de calorías y haga más
entrenamiento de fuerza**

Contrariamente a la opinión popular, la ingesta total de calorías,
no las proteínas, es el factor nutricional determinante a la hora de
ganar músculo. Desarrollar músculo nuevo o agregar masa
requiere consumir suficientes calorías para satisfacer las
demandas energéticas diarias normales, así como para apoyar el
crecimiento de tejido nuevo. Si no ingieres suficientes calorías, la
proteína que consumes se utilizará para ayudar a satisfacer las
necesidades energéticas en lugar de desarrollar nuevo tejido
muscular.

También debes comprometerte con un programa de
entrenamiento de fuerza o pesas bien diseñado. Comer calorías o
proteínas adicionales, o ingerir vitaminas, aminoácidos u otros
suplementos, no funcionará mágicamente. El entrenamiento de
fuerza ayuda a las células musculares a ser más eficientes en el
uso de las proteínas disponibles para sintetizar nuevas células.

Si entrenas y comes adecuadamente, la mayor parte del peso
ganado será músculo. Por supuesto, si simplemente comes en
exceso (literalmente consumes más calorías de las que quemas),
entonces las calorías adicionales de cualquier fuente
(carbohidratos, proteínas o grasas) resultarán en un aumento de
peso, principalmente debido a un aumento de la grasa corporal.

Haz de comer una prioridad

Muchos atletas necesitan dar alta prioridad a la alimentación para asegurarse de obtener suficientes calorías. Coma frecuentemente durante el día (comenzando dentro de una hora después de levantarse) y coma bien en las comidas, incluso si no tiene hambre. No deje que la hora de las comidas se le escape durante los fines de semana, viajes de negocios o durante las épocas de mayor actividad, como las vacaciones. Además, planifique conscientemente comer mini comidas (refrigerios) dos o tres veces al día. Sea inteligente y planifique con anticipación comprando y teniendo refrigerios saludables a mano en casa, en la oficina y en su automóvil. Recarga energía rápidamente después de todos los entrenamientos; no esperes hasta que te regrese el hambre.

Elige alimentos saludables y ricos en calorías

Puede aumentar fácilmente sus calorías eligiendo versiones más sustanciosas de varios alimentos, como granola sobre copos de maíz y sopa de guisantes en lugar de sopa de pollo con fideos. Comer porciones más grandes de lo normal de alimentos saludables, como otra ración de frijoles horneados o un sándwich extra, también agregará calorías.

Si tiene poco tiempo o planea hacer ejercicio pronto, beba sus calorías. Los productos de harina líquida, las comidas líquidas caseras, como los batidos de leche y los batidos de frutas, e incluso el jugo 100 por ciento de fruta (el jugo de arándano tiene más calorías que el jugo de naranja, por ejemplo) pueden ser formas fáciles de reducir calorías adicionales.

Consuma carbohidratos y proteínas con cada comida y refrigerio

Las proteínas en polvo especiales o los suplementos para aumentar de peso no son esenciales cuando intentas ganar músculo o ganar peso. Comer más proteínas, como carne o huevos, tampoco se traducirá automáticamente en más músculo. Los atletas que luchan por ganar peso generalmente fracasan porque no consumen suficientes calorías o suficientes carbohidratos en su dieta diaria, no porque les falte proteína. Aunque los requerimientos de proteínas aumentan, la mayoría de los atletas cumplen naturalmente su cuota con los alimentos adicionales que consumen para aumentar sus calorías.

Los alimentos ricos en carbohidratos aún necesitan aportar la mayor parte de estas calorías. Tu cuerpo depende de los carbohidratos para alimentar las sesiones de entrenamiento con pesas, así como las actividades de resistencia en las que participas. El consumo adecuado de carbohidratos también repone las reservas de glucógeno muscular para que puedas continuar entrenando de manera efectiva día tras día.

Para satisfacer tus necesidades de proteínas y carbohidratos simultáneamente, come una variedad de alimentos. La carne, el pollo, el pescado, los huevos, el queso y el tofu aportan proteínas de calidad (además de grasa, obviamente), pero prácticamente nada de carbohidratos. Sin embargo, pocos alimentos están compuestos de un solo nutriente. Leche (regular y de soja), yogur, requesón, y los frijoles y las lentejas son buenas fuentes de proteínas y carbohidratos.

Las verduras y otros alimentos ricos en carbohidratos como la pasta, el arroz, el pan y los cereales aportan cantidades relativamente pequeñas de proteínas, pero pequeñas cantidades se acumulan cuando se comen porciones grandes.

Recuerda la importancia de comer suficientes carbohidratos y proteínas incluyendo un alimento rico en proteínas (del grupo de los alimentos proteicos o de los lácteos) con tus comidas y refrigerios a base de carbohidratos. Por ejemplo, derrita queso en un panecillo integral; añade atún, pollo o un huevo duro a una ensalada; cubre la pasta con salsa de carne; y sirve los frijoles horneados sobre arroz o encima de una papa al horno. Presta especial atención a tus elecciones de alimentos cuando llegues por primera vez a la sala de pesas.

Cuando agregas un programa de entrenamiento de fuerza a un programa de entrenamiento ya ambicioso, la necesidad de proteínas de tu cuerpo aumenta rápidamente.

Si todavía te preocupa no estar consumiendo suficiente proteína, considera los batidos deportivos o los polvos completos de reemplazo de comidas. Estos productos ofrecen un paquete nutricional más completo que los suplementos o los polvos proteicos puros. Son relativamente caros, por lo que podrías considerar guardarlos para viajes o para días en los que, de otro modo, una agenda ocupada daría como resultado que te saltes comidas. Si no eres intolerante a la lactosa, puedes agregar leche en polvo descremada a casi cualquier cosa, como batidos o licuados caseros, o mezclarla con avena, sopa o arroz cocido.

La leche en polvo descremada es un suplemento proteico económico y de alta calidad (un cuarto de taza proporciona aproximadamente 11 gramos de proteína) sin los aditivos no probados que proporcionan muchos otros suplementos.

Recarga energías antes y después de los entrenamientos.
Programa correctamente tu nutrición. Alimenta tus músculos en
dos momentos clave: antes y después del ejercicio. Durante el
ejercicio, las fibras musculares se rompen y se rompen. La
reparación de las fibras musculares dañadas y la formación de
tejido muscular nuevo ocurren solo después del ejercicio, cuando
permites que tu cuerpo descanse y se recupere. Para optimizar las
ganancias de fuerza y músculo magro, come una pequeña
cantidad de proteínas (junto con carbohidratos, por supuesto)
justo antes y después de tu entrenamiento de fuerza. Aprovecha
la situación: tus músculos están preparados en estos momentos,
así que dales lo que necesitan. Los científicos de la Universidad de
Texas, por ejemplo, descubrieron que beber una bebida deportiva
fortificada con proteínas (que contiene solo 6 gramos de proteína,
un poco menos que la cantidad de proteína contenida en 1 onza, o
30 gramos, de carne o una taza de yogur) antes de un
entrenamiento de pesas resultó en mayores ganancias en masa
corporal magra que beberlo después.

Los investigadores teorizan que un suministro listo de
aminoácidos esenciales (los componentes básicos de las
proteínas) en el torrente sanguíneo combinado con el aumento del
flujo sanguíneo a los músculos durante el ejercicio se tradujo en
que los aminoácidos estuvieran listos y esperando en el músculo
para la reparación posterior al ejercicio.

Es bien sabido que consumir una bebida o comida deportiva
rica en carbohidratos inmediatamente después del ejercicio
(durante el período de carbohidratos) ayuda el cuerpo a recargar
sus reservas de glucógeno más rápidamente. Agregar proteína a
la mezcla impulsa la reparación y el crecimiento muscular. El
carbohidrato (que se descompone en glucosa) estimula la

liberación de insulina, una poderosa hormona que dirige la glucosa fuera del torrente sanguíneo hacia las células, donde puede usarse como combustible, o hacia las células musculares y hepáticas, donde se almacena como glucógeno. La insulina también disminuye la velocidad a la que se descomponen las proteínas del cuerpo y, simultáneamente, la velocidad a la que se reconstruyen, un escenario perfecto para un atleta que busca ganar masa muscular magra. Los investigadores aún no se ponen de acuerdo sobre la proporción ideal de carbohidratos y proteínas (en los estudios se ha utilizado de 3:1 a 7:1) para producir un efecto significativo, aunque una pequeña cantidad de proteínas (alrededor de 10 gramos) parece ser suficiente. Opta por fuentes de proteínas magras de origen animal porque proporcionan grandes cantidades de aminoácidos esenciales que nuestro cuerpo no puede producir.

Tres peligrosas: insatisfacción corporal, dieta y trastornos alimentarios

Un capítulo sobre los atletas y el peso no estaría completo sin una discusión sobre los trastornos alimentarios. Así es: trastornos alimentarios, no trastornos alimentarios. (Para más información sobre los trastornos alimentarios, como la anorexia y la bulimia nerviosa, consulta el capítulo 6.) La Asociación Nacional de Trastornos Alimentarios define los trastornos alimentarios como "actitudes sobre el peso, los alimentos y el tamaño y la forma del cuerpo que hacen que una persona tenga actitudes muy estrictas o rígidas, hábitos alimentarios y de ejercicio que ponen en riesgo su salud, felicidad y seguridad". Las personas con mentalidad deportiva que están constantemente en guerra con la comida, insatisfechas con el tamaño o la forma de su cuerpo y obsesionadas con controlar su peso (lo que generalmente significa tratar de perder peso) a menudo quedan atrapadas en trastornos alimentarios.

Los trastornos alimentarios implican tratar de controlar conscientemente qué, cuándo y cuánto comes, no sintonizándote con las señales de hambre o saciedad de tu cuerpo (como lo hacen las personas normales y saludables), sino desconectándolas. Adherirse a reglas y pautas externas (como dietas, bebidas y comidas empaquetadas, y reglas autoimpuestas sobre alimentos buenos y malos) tiene prioridad sobre escuchar lo que tu cuerpo necesita. Como resultado, los comedores desordenados se preocupan demasiado por comer de cierta manera, como evitar todo el azúcar y la harina blanca o comer la menor cantidad de grasa posible. Pueden contar obsesivamente calorías o gramos de grasa, o comer de manera irregular y caótica, como saltarse comidas, ayunar o darse atracones. Hacer dieta o comer de forma restringida (comer menos de lo que el cuerpo necesita en un momento dado o resistirse activamente a la ingesta de alimentos específicos o de grupos enteros de alimentos) también se ajusta a la definición de trastornos alimentarios. De hecho, muchos expertos que se especializan en alimentación, imagen corporal y cuestiones de peso creen que la dieta en sí es la causa principal de la mayoría de los trastornos alimentarios.

Según los expertos en nutrición e imagen corporal, existen dos estilos principales de comedores desordenados: los comedores por privación y los comedores emocionales. Rutinariamente veo ambos en los clientes con los que trabajo. Los consumidores por privación tienen un historial de hacer dieta (generalmente acompañada de pesos "gordos" y "delgados"), de no gustarles sus cuerpos y tratar de cambiarlos con ejercicio o restringiendo los alimentos que comen. Dividen los alimentos en categorías buenas y malas y luego intentan comer solo los alimentos buenos o "legales". Pasan mucho tiempo preocupándose por si los alimentos que comen los engordarán o los mantendrán, o reprendiéndose a sí mismos por no poder mantenerse alejados de los alimentos prohibidos.

Por supuesto, no puedes seguir una dieta o evitar todas tus comidas favoritas para siempre, especialmente cuando esperas que tu cuerpo funcione físicamente. Tampoco puedes alterar drásticamente tu tipo de cuerpo heredado. La respuesta natural a la privación o la restricción de la alimentación son los atracones o la sobrecompensación, especialmente en todos los alimentos de los que se ha privado. Los consumidores privados, sin embargo, utilizan esto como evidencia adicional de que están controlados por la comida o están fuera de control cuando se trata de comida. Por tanto, creen que necesitan seguir una dieta o un plan de alimentación. Ciertamente no se puede confiar en las señales de hambre y saciedad de tu propio cuerpo cuando se trata de determinar qué, cuándo y cuánto comer. Los consumidores de privaciones también pueden comer emocionalmente. Por ejemplo, sentirse culpable por comer un alimento que creen que no deberían comer les lleva a comer aún más. Mientras se aferren a la mentalidad de la dieta, los consumidores por privación tienden a sentirse miserables con la comida y en una búsqueda constante para cambiar sus cuerpos.

Los consumidores emocionales, tanto los que comen poco como los que comen en exceso, comen menos o más de lo que sus cuerpos necesitan en respuesta a emociones intensas o incómodas. Los comedores emocionales en exceso intentan adormecer los pensamientos y sentimientos angustiantes distrayéndolos o consolándose con la comida. Debido a que la comida es, en el mejor de los casos, una solución temporal y no resuelve los verdaderos problemas (los sentimientos regresan y los problemas permanecen), se continúa comiendo. Aquellos que comen en exceso con frecuencia para hacer frente a la angustia emocional comen sin sentirse llenos y sabotean su lucha por perder peso y no recuperarlo.

Los comensales emocionales también se adormecen. Están tratando de mantenerse alejados por completo de los sentimientos, lo que incluye sentir hambre. Las personas que comen poco emocionalmente hacen esto encontrando maneras de ignorar su hambre, como mantenerse ocupados y "olvidarse de comer", consumir cafeína y acudir a lugares donde la comida no está permitida o no está disponible, como el gimnasio. Aunque las personas que comen poco emocionalmente pueden perder peso, no lo hacen de manera saludable y sostenible.

¿Por qué algunos entusiastas del fitness y atletas competitivos quedan atrapados durante años en el mundo de los trastornos alimentarios? Como atleta o persona interesada en el fitness, puedes ocultar o racionalizar fácilmente los comportamientos alimentarios desordenados con el pretexto de mejorar la salud o como un medio para aumentar tu rendimiento o nivel de fitness. Además, la cultura que rodea a muchos deportes de resistencia enfatiza, incluso adora y recompensa, los físicos delgados y el bajo peso corporal, lo que ayuda a alimentar los trastornos alimentarios. Lamentablemente, actualmente hay tantas personas que se ven influenciadas por estos estándares poco saludables.

interesadas en el deporte y el fitness que sufren trastornos alimentarios podrían creer que estas creencias, actitudes y comportamientos desordenados son normales o esenciales para rendir al máximo. El lema frecuentemente promocionado de que cuanto más delgada seas, más rápido correrás (bicicleta, natación, escalada o lo que sea) es difícil de ignorar, especialmente para las adolescentes y cualquier otra persona para quien el peso y la autoestima están estrechamente vinculados.

Aunque los trastornos alimentarios no cumplen con los estrictos criterios de diagnóstico de un trastorno alimentario en toda regla, tienen sus propias consecuencias muy reales y graves, incluido el mayor riesgo de salirse de control y convertirse en un trastorno real. Según el Manual de medicina deportiva de la NCAA, una alimentación desordenada puede provocar semiinanición y deshidratación, lo que resulta en pérdida de fuerza y resistencia muscular, disminución de la potencia aeróbica y anaeróbica, pérdida de coordinación, deterioro del juicio y otras complicaciones.

Reconocer los trastornos alimentarios

¿Tú o alguien que conoces tiene problemas con los trastornos alimentarios? No es necesario sufrir un trastorno alimentario en toda regla, como anorexia o bulimia nerviosa, para hacerse daño. Los hábitos alimentarios anormales por sí solos pueden perjudicar tu salud, rendimiento y disfrute de la vida. Para comprender tus creencias y actitudes sobre la comida y tu cuerpo, responde honestamente las siguientes preguntas.

¿Comes cuando no tienes hambre o esperas hasta tener mucha hambre para comer?

¿Con frecuencia haces dieta o evitas ciertos alimentos o grupos de alimentos? ¿Conoces el contenido calórico de los alimentos que consumes? ¿Comes hasta sentirte físicamente incómodo? ¿Te encuentras excesivamente preocupado por la comida, las dietas, tu apariencia o tu peso, forma o tamaño?

¿Te aterra tener sobrepeso o engordar? ¿Te sientes culpable, disgustado contigo mismo o fuera de control cuando comes?

¿Evitas situaciones sociales porque le temes a la comida o a tus conductas alimentarias?

¿Te sientes incómodo comiendo delante de los demás? ¿Piensas en quemar calorías cuando haces ejercicio? ¿Sientes que la comida controla tu vida?

Cuantas más respuestas afirmativas hayas dado a las preguntas anteriores, más te beneficiarás al buscar ayuda de un profesional calificado, como un experto en salud mental o un dietista deportivo, para lidiar con tus actitudes y comportamientos alimentarios restrictivos.

Como dietista deportiva, busco otros patrones de trastornos alimentarios además del ejercicio compulsivo entre los atletas de resistencia. Estos incluyen un estilo de alimentación vegetariano desequilibrado, múltiples alergias alimentarias autodiagnosticadas, problemas estomacales numerosos o crónicos que interfieren con la alimentación previa al ejercicio, realizar esfuerzos de entrenamiento prolongados y carreras (maratones y paseos centenarios) solo en el agua debido a que no pueden tolerar los deportes. bebidas, ser excesivamente crítico con su propio cuerpo (caracterizado por muchas conversaciones corporales negativas), pesarse más de una vez a la semana y evitar situaciones sociales relacionadas con la comida, como reuniones familiares, salidas de equipo o comer en restaurantes.

Los comedores desordenados no son simplemente comensales mal informados (aquellos preocupados por la nutrición y sus hábitos alimentarios que pueden haber hecho dieta intermitentemente, pero que simplemente operan con una gran cantidad de información errónea). Los comensales mal informados, cuando están suficientemente motivados, generalmente son capaces de mejorar sus hábitos alimentarios diarios utilizando información nutricional básica y siguiendo una orientación adecuada. Sin embargo, para quienes luchan contra los trastornos alimentarios, más reglas, planes, dietas e información nutricional no son útiles y pueden hacer más daño que bien. Si encaja en este perfil, busque orientación de un profesional de la salud confiable, como un dietista o terapeuta deportivo, para que pueda aprender cómo invertir su tiempo y energía en algo más que tratar de controlar su peso (consulte Recursos seleccionados).

Sincronización del combustible y los líquidos

Para el ejercicio de resistencia que dura 30 minutos o más, los contribuyentes más probables a la fatiga son la deshidratación y el agotamiento de carbohidratos, mientras que los problemas gastrointestinales, la hipertermia y la hiponatremia pueden reducir el rendimiento en el ejercicio de resistencia y son potencialmente peligrosos para la salud, especialmente en eventos más prolongados (> 4 horas).

Has registrado las millas en las que te has centrado y el desafío se ha fijado. Puede ser tu objetivo escalar un pico de 4200 m (14 000 pies), completar tu primer paseo de un siglo o sobrevivir a un nado en aguas abiertas. O, si te ha picado el gusanillo competitivo, las posibilidades son infinitas. Elige tu arma: zapatillas de carreras, un casco para bicicleta, gafas de natación, remos, raquetas de nieve, esquís o bastones de trekking.

Sin embargo, antes de empacar el equipo necesario, asegúrate de no salir de casa sin tu equipo más importante: un cuerpo adecuadamente hidratado y bien alimentado. También asegúrate de tener un plan de combustible y líquidos sólidos para lo que se avecina. De lo contrario, no irás muy lejos ni muy rápido. La deshidratación y el agotamiento de glucógeno son dos enemigos implacables con los que luchan todos los atletas de resistencia mientras presionan a sus cuerpos para que rindan. Solo recuerda, un equipo sofisticado y costoso puede llevarte a la línea de salida, pero lo que te impulsa a cruzar la línea de meta es el líquido y el combustible adecuados.

Tiempo lo es todo

La nutrición juega un papel crucial, especialmente el día de la carrera, como lo ilustra claramente el siguiente relato sobre una atleta de talla mundial que estaba en la cima de su juego. Colleen De Reuck, ex tres veces atleta olímpica de Sudáfrica, rápidamente se convirtió en una de las mejores maratonistas de Estados Unidos cuando se convirtió en ciudadana estadounidense. Cuando le faltaban apenas 10 días para cumplir 40 años, De Reuck fue la campeona sorpresa de las pruebas del maratón olímpico de EE. UU., por delante de la gran favorita Deena Kastor, la plusmarquista estadounidense que llegó a la carrera con una marca personal 7 minutos más rápida que su competidor más cercano. Superando a Kastor en la milla 24, De Reuck logró un récord estelar en el recorrido de pruebas olímpicas de 2:28:25. Este desempeño demuestra que muchas cosas pueden cambiar en un año. Solo un año antes, en el mismo recorrido, De Reuck había sido la favorita antes de la carrera del Campeonato de Maratón Femenino de EE. UU. En cambio, pasó en la milla 25 y luchó por aguantar para terminar segunda en 2:37:41.

¿Qué había aprendido De Reuck de su experiencia de luchar hasta el final? ¿Qué planeaba hacer diferente el año siguiente en la carrera de prueba? Su respuesta dice mucho sobre la importancia de cronometrar la nutrición: "Me aseguraré de tomar todos mis líquidos y comenzaré a tomar mis Clif Shots más temprano en la carrera. También voy a probar algunas pastillas de glucosa".

Este relato de la vida real ilustra varios puntos clave sobre hidratarse y repostar para lograr el máximo rendimiento. En primer lugar, ni siquiera los atletas de alto nivel siempre lo hacen bien. De Reuck pudo superar la carrera por el Campeonato de EE.

UU. confiando en su excelente nivel de condición física y sus habilidades mentales perfeccionadas, así como en su considerable experiencia como maratonista de larga data. Si tienes menos talento genético, estás menos en forma o tienes menos experiencia en carreras, la necesidad de seguir las recomendaciones nutricionales es aún mayor. Simplemente no tienes el conocimiento o la experiencia a los que recurrir.

En segundo lugar, casi siempre hay más de una forma de realizar la tarea. Tu trabajo es comenzar con la ciencia y aplicarla a ti mismo. Nadie más puede hacer el trabajo por ti. Al menos una vez a la semana, me encuentro con un atleta de resistencia que lo niega, que está convencido de que las leyes básicas de la fisiología y la ciencia de la nutrición simplemente no se aplican a él o ella. En realidad, por supuesto, esto no es cierto. La hidratación y el reabastecimiento de combustible siempre deben estar en la parte superior de la lista. Después de todo, tu éxito en el gran (en este caso, largo) día depende de tu capacidad para entrenar de manera constante. Es durante los entrenamientos y sesiones de entrenamiento semanales cuando se deben practicar y perfeccionar las estrategias de nutrición. Este capítulo proporciona una base general sobre cómo abordar mejor tres períodos nutricionales clave para los atletas de resistencia: antes, durante e inmediatamente después del ejercicio. La segunda mitad del libro (capítulos 9 al 16) ofrece consejos nutricionales detallados, así como estrategias probadas y verdaderas de atletas y entrenadores reconocidos y exitosos sobre cómo navegar con éxito las diferentes distancias y condiciones que sin duda encontrarás tú mismo.

Simplemente no tienes el conocimiento o la experiencia a los que recurrir. En segundo lugar, casi siempre hay más de una forma de realizar la tarea. Tu trabajo es comenzar con la ciencia y aplicarla a ti mismo. Nadie más puede hacer el trabajo por ti. Al menos una vez a la semana, me encuentro con un atleta de resistencia que lo niega, que está convencido de que las leyes básicas de la fisiología y la ciencia de la nutrición simplemente no se aplican a él o ella. En realidad, por supuesto, esto no es cierto. La hidratación y el reabastecimiento de combustible siempre deben estar en la parte superior de la lista. Después de todo, su éxito en el gran (en este caso, largo) día depende de su capacidad para entrenar de manera constante. Es durante los entrenamientos y sesiones de entrenamiento semanales cuando se deben practicar y perfeccionar las estrategias de nutrición. Este capítulo proporciona una base general sobre cómo abordar mejor tres períodos nutricionales clave para los atletas de resistencia: antes, durante e inmediatamente después del ejercicio. La segunda mitad del libro (capítulos 9 al 16) ofrece consejos nutricionales detallados, así como estrategias probadas y verdaderas de atletas y entrenadores reconocidos y exitosos sobre cómo navegar con éxito las diferentes distancias y condiciones que sin duda encontrará. usted mismo en.

El tiempo lo es todo, especialmente para los atletas de resistencia que deben incluir comidas y refrigerios entre el trabajo, las obligaciones familiares, los compromisos sociales y los entrenamientos prolongados (a veces más de una vez al día) que pueden involucrar múltiples deportes o actividades. El ciclo de alimentación.

Los atletas con problemas nutricionales tienden a caer en uno de dos campos. Algunos dicen: "Como cuando puedo. Intento incluirlo (por ejemplo, un refrigerio previo al ejercicio a media tarde), pero no siempre sucede". Otros dicen: "Cuando tengo hambre, tomo todo lo que puedo encontrar". No es de extrañar que tantos atletas lleguen a considerar la

comida como problemática, responsable de todo lo
indeseable y desastroso, desde la indigestión hasta el
abandono de una carrera.

Índice glucémico y carga glucémica

Algunas personas parecen ser extremadamente sensibles a la
caída o disminución inicial del azúcar en sangre (en
respuesta a un aumento de la hormona insulina) que ocurre
naturalmente después de comer. Para estas personas, comer
entre media hora e incluso unas pocas horas antes del
ejercicio puede producir niveles bajos de azúcar (reacciones
hipoglucémicas), con síntomas como sudoración y sensación
de mareo, temblores, o letárgicos cuando comienzan a hacer
ejercicio. Además del momento, el tipo de carbohidratos
consumidos antes del ejercicio también puede influir. Se ha
desarrollado un sistema numérico que clasifica los alimentos
que contienen carbohidratos según su efecto sobre el azúcar
en sangre. Basado en el índice glucémico (IG), junto con la
carga glucémica (CG), este sistema puede ayudar a los
atletas sensibles a satisfacer sus necesidades nutricionales y
evitar o limitar reacciones negativas.

Los alimentos y bebidas ricos en carbohidratos que se
descomponen o digieren rápidamente en el intestino delgado
provocan un rápido aumento del azúcar en sangre circulante.
Cuanto mayor sea la respuesta del azúcar en sangre, mayor

será el número de IG. Los alimentos con IG bajo, por el contrario, se digieren más lentamente. Entran al torrente sanguíneo más lentamente y producen un pequeño aumento del azúcar en sangre. Sin embargo, no se deje engañar pensando que este sistema divide claramente los alimentos que contienen carbohidratos en categorías simples y complejas. No asuma, por ejemplo, que los carbohidratos simples menos saludables (el azúcar de una barra de chocolate) aumentan rápidamente la glucosa en sangre y, en consecuencia, la insulina, lo que lleva a la reducción de rebote del azúcar en sangre a la que algunas personas son sensibles. No asuma que los alimentos con carbohidratos complejos saludables (almidón en el pan integral) producen la liberación lenta deseada de glucosa e insulina.

Por el contrario, el pan integral (alimento con IG alto) desencadena una rápida respuesta de glucosa en sangre, y el chocolate (alimento con IG bajo) induce un aumento lento de la glucosa en sangre.
Sin embargo, el índice glucémico ya no es el único factor a considerar.

El sistema gastrointestinal cuenta sólo una parte de la historia, es decir, la rapidez con la que un carbohidrato en particular se convierte en azúcar (una cuestión de calidad). El IG no le dice cuánto de ese carbohidrato hay en una porción de un alimento en particular (una cuestión de cantidad). Los científicos consideran ahora que la carga glucémica (CG), que tiene en cuenta la cantidad de carbohidratos disponibles, es tan importante como el IG. Es necesario conocer tanto el IG como el GL para comprender el efecto de un alimento sobre el azúcar en sangre.

Usar suplementos efectivamente

"Aunque las bebidas energéticas y los shots energéticos contienen una serie de nutrientes que supuestamente afectan el rendimiento físico o mental, los principales nutrientes ergogénicos en la mayoría de estos productos parecen ser los carbohidratos y la cafeína. El valor ergogénico de la cafeína sobre el rendimiento físico y mental ha sido bien establecido, pero aún están por determinar los posibles beneficios aditivos de otros nutrientes contenidos en las bebidas energéticas y los shots energéticos".

Tomar han intentado suplementos no obtener es la un ventaja fenómeno ganadora nuevo. Los buscando atletas, suplementos durante siglos,para un impulso ergogénico (que mejore el rendimiento). Los atletas de resistencia no son una excepción. Desafortunadamente, la mayoría de las veces los suplementos no cumplen sus promesas. La respuesta típica que escucho de los atletas es "No hay nada malo en intentarlo". Sin embargo, invertir tiempo, energía mental y dinero en suplementos que no funcionan tiene un costo.

Como mínimo, es un mal uso del tiempo, la energía mental y el dinero. Además, los suplementos pueden contribuir a problemas de salud o interferir con los medicamentos que toma, perjudicar en lugar de mejorar su rendimiento y, para los atletas competitivos, resultar en la descalificación por ingerir una sustancia prohibida.

Si eres similar a los atletas a los que aconsejo, no tiene la intención de hacerse daño ni sabotear su rendimiento cuando se sube al último tren del suplemento del mes. Probablemente racionalices que tomar suplementos compensa una dieta no ideal o un entrenamiento inadecuado, o cree que tiene necesidades especiales de nutrientes como resultado del ejercicio extenuante. Si eres muy competitivo, puedes esperar que un suplemento te ayude a evitar resfriados y lesiones o simplemente te dé esa pequeña ventaja competitiva adicional. Seamos realistas: no estás ahí para perder.

Este capítulo presenta información sólida y creíble sobre los suplementos populares que los atletas de resistencia utilizan con frecuencia, algunos con beneficios comprobados y otros con el potencial de mejorar el rendimiento. La última parte del capítulo se centra en cómo determinar si un suplemento es seguro, legal y eficaz, y proporciona pautas para evaluar las afirmaciones y promesas de los fabricantes de suplementos.

Comprender el bombo publicitario de los suplementos

El extraordinario impulso que poseen los atletas de resistencia para mejorar y sobresalir (ya sabes, el impulso que te mantiene activo hora tras hora), desafortunadamente, también te deja vulnerable al atractivo de los suplementos dietéticos. La industria de los suplementos capitaliza esta debilidad gastando grandes sumas de dinero para comercializar la última promesa del día, incluidas vitaminas, minerales, hierbas, productos botánicos, aminoácidos y otras sustancias como fitoquímicos, extractos y concentrados y metabolitos glandulares. Las opiniones de aquellos que se desempeñan mejor que nosotros también pueden influenciarnos fácilmente.

Los anunciantes reconocen esto y utilizan atletas y entrenadores exitosos para representar o promocionar productos. Para empeorar las cosas, probablemente tengas al menos un amigo o compañero de equipo que confía en lo bien que funciona un suplemento en particular. Estas influencias, junto con el hecho de que la mayoría de los adultos no han tenido una clase de ciencias de la nutrición desde la escuela secundaria, hacen que sea fácil comprender cómo continúa prosperando la desinformación y la pseudociencia sobre los suplementos deportivos.

Mi amigo Jose, un ávido y dedicado corredor de senderos, realizó un ritual todas las mañanas y todas las noches durante años. Tragó religiosamente una cucharada (15 ml) de un brebaje maloliente y de sabor repugnante al que cariñosamente se refería como jugo de corteza. Durante más de siete años, bebió esta sustancia de horrible sabor a diario porque estaba convencido de que era la clave para recuperarse de correr 60 millas (100 km) y andar en bicicleta 150 millas (240 km) semana tras semana.

Puede ser difícil demostrar si funcionó o no. Al igual que con muchos suplementos, aún no existe evidencia científica que pueda determinar definitivamente qué efecto, si es que tiene alguno, puede tener una sustancia en particular sobre la salud o el rendimiento deportivo. Si confía en que su cuerpo funcione, le recomiendo que aprenda mucho sobre cualquier suplemento que esté considerando, antes de consumirlo. También se necesita una buena dosis de escepticismo y un poco de sentido común para sortear con éxito posibles campos minados. Al final, después de todo, es la vitamina T (donde T significa entrenamiento) la que los supera a todos.

Suplementos populares para atletas de resistencia

La siguiente sección identifica suplementos que pueden ayudarlo a mantenerse saludable y desempeñarse mejor mientras realiza actividades de resistencia. Antes de buscar suplementos para mejorar, asegúrese de tener una dieta deportiva inteligente y un programa de entrenamiento sólido, e incluso entonces, no espere milagros. Mi consejo se basa en las directrices desarrolladas por el departamento de nutrición deportiva del Instituto Australiano del Deporte (AIS), líder mundial en el campo de la nutrición deportiva. AIS tiene un programa de investigación activo que incluye evaluación científica de suplementos dietéticos y ayudas nutricionales ergogénicas para encontrar estrategias nutricionales prácticas que los atletas y entrenadores puedan utilizar para lograr un rendimiento óptimo. Sin embargo, tenga en cuenta que es posible que no responda positivamente o no obtenga ningún efecto de mejora del rendimiento de un suplemento, a pesar de usarlo según las recomendaciones.

Suplementos con beneficios científicamente probados

Los siguientes suplementos se consideran seguros cuando se usan según las indicaciones. Están respaldados por suficiente ciencia como para haber demostrado ser razonablemente eficaces. En términos de mejorar el rendimiento deportivo, es legal experimentar con ellos. Sin embargo, hay que tener en cuenta que cualquier suplemento dietético aparentemente inofensivo puede estar contaminado con una sustancia prohibida. La presencia de prohormonas, compuestos que el organismo puede convertir en una hormona activa (testosterona, por ejemplo), sigue siendo un problema importante.

Alimentos deportivos y bebidas de reemplazo de líquidos

Los suplementos más potentes que tiene a su disposición son los alimentos deportivos: aquellas bebidas y alimentos ricos en carbohidratos creados específicamente para que los atletas los consuman antes, durante o después del ejercicio. Estos incluyen barritas energéticas, geles, bloques y masticables, así como bebidas deportivas. Después de todo, durante el ejercicio de resistencia no llegará muy lejos sin el combustible adecuado y no podrá aguantar mucho tiempo sin estar al tanto de sus necesidades de líquidos.

El agua es adecuada para sesiones de ejercicio que duren una hora o menos; sin embargo, una bebida deportiva formulada adecuadamente (6 a 8 por ciento de carbohidratos más al menos 110 miligramos de sodio) cumple una triple función al proporcionar líquidos, electrolitos y carbohidratos. A medida que las aventuras y carreras atléticas duran más de una hora, su éxito (ya sea que signifique ubicarse, establecer un récord personal o simplemente terminar) puede depender del consumo de una bebida de reemplazo de líquidos.

Cuanto más cerca esté de reponer las pérdidas de líquidos durante el ejercicio, mejor será su rendimiento, especialmente en climas cálidos. Una ingesta adecuada de líquidos ayuda a que el corazón lata eficientemente, atenúa el aumento de la temperatura corporal resultante del ejercicio y retrasa la aparición de la deshidratación. Estudio tras estudio ha demostrado que los atletas a los que se les ofrece agua o una bebida deportiva durante el ejercicio beberán una mayor cantidad de bebida deportiva.

Las barras, geles, masticables, bloques y bebidas deportivas que se ingieren durante el ejercicio también aportan carbohidratos que estabilizan el azúcar en la sangre y alimentan los músculos que trabajan duro. Para rendir al máximo durante eventos y carreras que duren más de 90 minutos, debes consumir un mínimo de 30 gramos de carbohidratos por hora de ejercicio. La mayoría de las bebidas deportivas aportan 14 gramos de carbohidratos por 8 onzas (240 ml); los geles, bloques y masticables ofrecen 25 gramos por paquete o por porción; y las barras (si puedes tolerar alimentos sólidos durante tu evento o carrera) oscilan entre 20 y 50 gramos por barra. Gracias a los polvos y al práctico embalaje, ahora puedes repostar fácilmente durante la mayoría de las pruebas de resistencia.

Las bebidas de reemplazo de líquidos y las barras deportivas también pueden ser parte de un régimen de carga de carbohidratos antes del ejercicio prolongado, así como una fuente conveniente de carbohidratos y proteínas después del ejercicio para impulsar la reposición de glucógeno y la reparación y recuperación muscular. La investigación también sugiere firmemente que, más allá de mejorar el rendimiento, el consumo de bebidas que contienen carbohidratos en eventos y carreras que duran más de 90 minutos puede reforzar el sistema inmunológico ante el estrés fisiológico iniciado por el ejercicio prolongado.

Posibles efectos secundarios Las bebidas de reemplazo de líquidos y otros alimentos deportivos pueden causar malestar gastrointestinal, como náuseas y diarrea, durante el ejercicio. Las barritas energéticas pueden comprometer la ingesta general de nutrientes si reemplazan habitualmente comidas y refrigerios basados en alimentos reales de los cinco grupos de alimentos.

Consejo La mejor bebida para reponer líquidos es aquella que le gusta beber. Experimente durante las sesiones de entrenamiento con diferentes sabores y marcas para encontrar productos que sepan bien y le sientan bien a su estómago.

Las bebidas de reemplazo de líquidos formuladas para usarse durante el ejercicio (con una concentración de 6 a 8 por ciento de carbohidratos y al menos 110 miligramos de sodio), como Gatorade, Cytomax y la bebida con electrolitos Clif Shot, generalmente se toleran mejor (consulte la tabla 5.1 para una comparación). de algunas de las bebidas sustitutivas de líquidos más populares del mercado). Incluso los participantes y competidores en distancias más cortas

Enjuague bucal vs bebida deportiva convencional

Se ha demostrado que los eventos que duran entre 30 y 60 minutos (una carrera de 10 km en ruta o una contrarreloj de 40 km en bicicleta, por ejemplo) se benefician del enjuague bucal con una bebida deportiva. Haz el esfuerzo y experimenta en las sesiones de entrenamiento.

Durante el ejercicio que dure 60 minutos o más, consuma una bebida deportiva (o agua y un gel energético, bloques energéticos o masticables energéticos) para evitar caídas precipitadas del azúcar en la sangre. Un nivel bajo de azúcar en sangre hace que el cuerpo libere grandes cantidades de hormonas del estrés, particularmente cortisol. Los niveles elevados de cortisol suprimen profundamente el sistema inmunológico, dejándolo vulnerable a resfriados y otras infecciones de las vías respiratorias superiores en los días posteriores a la sesión de ejercicio. Los atletas de ultraresistencia se beneficiarán de entrenar (y usar el día de la carrera) una bebida deportiva con múltiples fuentes de carbohidratos (glucosa o maltodextrinas y fructosa, proporción 2:1) para aumentar la cantidad total de carbohidratos que el cuerpo puede absorber durante el ejercicio prolongado.

Experimente también con barritas energéticas y otros alimentos deportivos. Reduzca el riesgo de problemas estomacales tomando geles energéticos, bloques o masticables con abundante agua, idealmente de 6 a 8 onzas (175 a 240 ml), en lugar de una bebida deportiva. Evite la fatiga del sabor durante eventos de un día o de varios días desarrollando de antemano el gusto por más de un sabor de su marca favorita de barra energética o gel.

Tanto en la dieta de entrenamiento como en la alimentación diaria, las barritas energéticas son unos snacks muy útiles. Úselos, sin embargo, para complementar, no reemplazar, alimentos saludables.

Complementos alimenticios líquidos

Las bebidas ricas en carbohidratos, como Ultra Fuel y Maxim/Extran, proporcionan una dosis concentrada de carbohidratos (40 a 50 gramos por 8 onzas) para ayudar a desarrollar las reservas de glucógeno muscular antes del ejercicio y reponer esas reservas después del ejercicio. La leche con chocolate baja en grasa y los productos como Guarantee, Clif Shot Recovery y Endurox R4 proporcionan una mezcla de nutrientes: carbohidratos, proteínas y grasas, así como diversas vitaminas y minerales. Consúmelos de 2 a 5 horas antes del ejercicio como comida baja en fibra antes del evento o inmediatamente después para mejorar la recuperación. Los complementos alimenticios líquidos también pueden ser una fuente concentrada de calorías, carbohidratos y otros nutrientes durante períodos de entrenamiento intenso o si necesita recuperar o ganar peso.

Por último, estos productos también pueden servir como fuente de combustible fácil de ingerir durante las pruebas de ultrarresistencia. Las variedades en polvo brindan una nutrición portátil y conveniente mientras viaja.

Posibles efectos secundarios Los complementos alimenticios líquidos pueden provocar problemas gastrointestinales y deshidratación cuando se consumen durante el ejercicio, deficiencias o excesos de nutrientes si se utilizan habitualmente para sustituir alimentos saludables en las comidas y un posible aumento de peso por el consumo excesivo de calorías.

Consejo Para recuperarse más rápidamente de los entrenamientos diarios y reducir el riesgo de lesiones, adquiera el hábito de reponer las reservas de glucógeno muscular lo antes posible. Beba una bebida rica en carbohidratos o un producto de reemplazo de comidas dentro de los 30 minutos posteriores al ejercicio intenso o prolongado, especialmente si no planea comer nada dentro de una hora o dos. Trate de consumir al menos 0,5 gramos de carbohidratos por libra (~1,0 g por kg) de peso corporal y de 10 a 20 gramos de proteína.

Las bebidas altas en carbohidratos y los productos de reemplazo de comidas también son útiles como comidas previas a la carrera y como parte de un régimen de carga de carbohidratos antes de carreras de resistencia que durarán más de 90 minutos continuos.

Los complementos alimenticios líquidos también son la forma más fácil y cómoda de satisfacer las necesidades energéticas durante las pruebas de ultrarresistencia, como las ultracarreras de 100 millas (160 km) o los paseos en bicicleta del siglo. Experimenta en el entrenamiento con cualquier producto que pretendas consumir durante un evento o carrera para que sepas a qué sabrá y cómo se asentará en tu estómago. La ingestión de carbohidratos y una pequeña cantidad de proteínas en las últimas etapas de los eventos de ultrarresistencia puede ayudar a disminuir la degradación del tejido muscular asociada con esos esfuerzos extenuantes.

Completa una dieta deportiva saludable con estos productos si necesita calorías adicionales o está tratando de recuperar o ganar peso. Los batidos caseros de leche y yogur, las bebidas enriquecidas con leche en polvo descremada o las bebidas instantáneas para el desayuno pueden cumplir el mismo propósito. Tenga en cuenta que necesita proteínas, carbohidratos y calorías adecuadas (junto con un programa de levantamiento de pesas, por supuesto) para desarrollar masa muscular magra.

Consumir proteínas más allá de sus necesidades (proporcionadas por bebidas ricas en proteínas) se almacenará como grasa en lugar de contribuir al crecimiento muscular y aumentará su necesidad de líquidos. Si está tratando de perder peso, tenga cuidado con las calorías que contienen estos productos.

Finalmente, tenga a mano un suministro de productos de reemplazo de comidas para usarlos como comidas de respaldo mientras se recupera de esfuerzos o carreras agotadoras, cuando viaja o en días ocupados en los que, de otro modo, se saltaría comidas o comería mal.

Suplemento multivitamínico y multimineral

Tome un suplemento multivitamínico y multimineral para reforzar una dieta que a veces no es adecuada. Los ejemplos incluyen si ayuna, se salta comidas o hace dieta con frecuencia; si es intolerante a la lactosa (posibles deficiencias de riboflavina, calcio y vitamina D); o si evita alimentos debido a alergias o sensibilidades alimentarias. Los multivitamínicos también son apropiados para los atletas vegetarianos y veganos (que corren el riesgo de tener bajos niveles de hierro, zinc y otros nutrientes), así como para las mujeres que intentan quedar embarazadas (se necesitan al menos 400 miligramos de ácido fólico diarios para prevenir defectos de nacimiento).) o que luchan contra la amenorrea inducida por el ejercicio (no logran tener un ciclo mensual normal debido a que consumen muy pocas calorías). Posibles efectos secundarios

Algunos atletas pueden depender demasiado de un multivitamínico para compensar una dieta deficiente. Los suplementos multivitamínicos y multiminerales pueden proporcionar muy pocos o demasiados nutrientes clave.

Consejo Además de tomar un suplemento multivitamínico o multimineral, eche un vistazo a su alimentación diaria.

Esfuércese por elegir mejores alimentos. Los suplementos de vitaminas y minerales no le proporcionan energía (calorías), fibra, fitoquímicos ni potenciadores del rendimiento aún por descubrir que se encuentran naturalmente en los alimentos. Comer bien sigue y será siempre clave. Elija una marca con el 100 por ciento del valor diario para la mayoría de los nutrientes y asegúrese de que lleve el sello de aprobación de la Farmacopea de los Estados Unidos (USP).

El sello de la USP garantiza que el suplemento se disolverá adecuadamente en el cuerpo (aunque eso no garantiza que los nutrientes se absorban de manera efectiva). Para mejorar la absorción, tome un suplemento multivitamínico o multimineral diario con los alimentos (a la hora de comer).

Es posible que los hombres y las mujeres que no menstrúan (perimenopáusicas) necesiten considerar un suplemento con poco o nada de hierro (10 miligramos o menos) para evitar la sobrecarga de hierro. La mayoría de los multivitamínicos también contienen cantidades insignificantes de calcio (la píldora sería demasiado grande para tragarla), así que no confíe únicamente en una píldora multivitamínica o multimineral si también necesita complementar su ingesta de calcio.

Calcio

Además de fortalecer huesos y dientes, el calcio ayuda a que los músculos se contraigan, a los nervios a enviar mensajes y a que la sangre se coagule adecuadamente. Consumir una cantidad adecuada a lo largo de la vida, especialmente durante la adolescencia y los primeros años de la edad adulta, reduce el riesgo de osteopenia (baja masa ósea) y osteoporosis (una afección caracterizada por huesos frágiles que se rompen con facilidad). El calcio también puede desempeñar un papel en el alivio de los síntomas del síndrome premenstrual y la hipertensión (presión arterial alta).

<u>Consejos</u>: El calcio se puede encontrar en alimentos de todos los grupos de alimentos, así que trate de incluir fuentes alternativas si no bebe leche ni come productos lácteos (consulte Nutriente energético: calcio en el capítulo 1). Trata de consumir 1000 miligramos por día (1300 miligramos por día para atletas más jóvenes de 9 a 18 años, 1200 miligramos para adultos mayores de 50 años). Las personas obtienen su masa ósea máxima entre los 16 y los 25 años. Cuanto más calcio deposite en sus huesos, más retiros podrá soportar (a medida que envejece) antes de meterse en problemas.

Si no puedes obtener todo el calcio que necesita de los alimentos que consume, tome un suplemento. Para obtener la mejor absorción, tome suplementos de calcio a la hora de las comidas y divida su dosis a lo largo del día, sin tomar más de 500 miligramos a la vez. (Preste atención a la cantidad de calcio elemental indicada por tableta). No tome más de lo que necesita y tenga cuidado de no tratar los suplementos (como los masticables blandos de calcio Tums o Viactiv) como dulces.
Elija un suplemento de calcio que también contenga vitamina D (que el cuerpo necesita para absorber el calcio de manera eficiente) o, si también toma un multivitamínico, comprobar que aporta al menos 600 UI de vitamina D. El carbonato de calcio generalmente se absorbe bien; sin embargo, elija citrato de calcio si tiende a tomar suplementos entre

comidas. Si toma un multivitamínico que contenga hierro y un suplemento de calcio, no los tome al mismo tiempo.

Las dosis altas de calcio del suplemento pueden afectar la capacidad del cuerpo para absorber hierro.
Para experimentar y aliviar los síntomas premenstruales leves a moderados, tome 1200 miligramos de calcio al día durante al menos 2 meses.

Vitamina D

La vitamina D, también conocida como vitamina del sol, es una vitamina liposoluble que actúa o funciona como una hormona. Puede sintetizarse en el cuerpo cuando la piel se expone adecuadamente a la radiación ultravioleta (UVB). La vitamina D facilita la absorción del calcio en el tracto digestivo y es necesaria durante toda la vida para optimizar la salud ósea. También se cree que la vitamina D desempeña un papel en el mantenimiento de un sistema inmunológico saludable y es importante para la función muscular óptima. Las personas con deficiencia de vitamina D tienen un mayor riesgo de sufrir lesiones óseas, como fracturas por estrés, dolor musculoesquelético crónico y susceptibilidad a virus como la gripe y el resfriado común. Nuestra principal fuente de vitamina D proviene de la exposición a la radiación UVB de la luz solar.

Posibles efectos secundarios Los posibles efectos secundarios son toxicidad (hipercalcemia, calcio elevado en la sangre) si se consume en exceso, y quemaduras solares y un mayor riesgo de cáncer de piel en caso de sobreexposición a los rayos UVB (luz solar natural o camas de bronceado).

<u>Consejo:</u> Cualquier factor que limite la calidad de la exposición al sol puede comprometer el nivel de vitamina D. Para los atletas, estos factores incluyen la latitud geográfica (especialmente los climas del norte), el uso regular de protector solar, el uso de ropa que cubra la mayor parte o la totalidad del cuerpo o el entrenamiento en interiores, las sesiones de entrenamiento durante los momentos en que la exposición al sol es limitada (p. ej., temprano en la mañana o al final de la tarde).), así como envejecimiento, pigmentación oscura de la piel y grasa corporal mínima o excesiva.

La vitamina D se almacena en la grasa corporal subcutánea (debajo de la piel) y se libera, según sea necesario, durante los meses de invierno o durante otros períodos de baja exposición; sin embargo, este proceso parece ser menos efectivo en atletas con niveles altos o muy bajos de grasa corporal.

Se pueden encontrar pequeñas cantidades de vitamina D en las yemas de huevo, el pescado más graso y los alimentos enriquecidos como la leche, el jugo de naranja, los cereales para el desayuno y la margarina. Sin embargo, los alimentos por sí solos no proporcionarán suficiente vitamina D.
No existe una definición universalmente aceptada de deficiencia de vitamina D; sin embargo, con frecuencia se cita un nivel de vitamina D en sangre (25(OH)D) inferior a 20 nanogramos por mililitro (y por debajo de 32 ng/ml como insuficiencia y por encima de 32 ng/ml como suficiencia de vitamina D).

Un estatus más alto puede ser deseable para los atletas, así que trabaja estrechamente con su proveedor de atención médica.

Si le hacen una prueba y se determina que tiene un nivel bajo de vitamina D, la vitamina D3 es la forma de suplemento preferible. En 2010, la ingesta dietética recomendada de vitamina D (suponiendo que no haya exposición al sol) se aumentó a 600 UI por día. Muchos expertos recomiendan ahora al menos 800 UI de vitamina D por día para los adultos (incluso hasta 2000 UI/día como dosis de mantenimiento una vez que se corrige la deficiencia).

Hierro

El hierro es un componente esencial de los transportadores de oxígeno hemoglobina (que se encuentra en los glóbulos rojos) y mioglobina (que se encuentra en las células musculares), así como de algunas de las enzimas oxidativas necesarias para convertir los alimentos en el combustible que necesitan los músculos que trabajan.

La hemoglobina y las reservas corporales de hierro (ferritina) afectan la forma en que el cuerpo transporta y utiliza el oxígeno. Una cantidad inadecuada de cualquiera de ellos afectará en gran medida su capacidad para realizar actividades de resistencia.

Los suplementos de hierro pueden causar estreñimiento o diarrea, o contribuir a la hemocromatosis (sobrecarga de hierro) en personas susceptibles.

Consejo: Esfuércese por obtener una cantidad adecuada de hierro en la dieta mediante el consumo de alimentos ricos en hierro hemo (carne, pescado y aves) y hierro no hemo (fuentes vegetales como verduras de hojas verde oscuro, tofu, frijoles secos, frutas secas y alimentos enriquecidos). Tenga en cuenta que el hierro hemo se absorbe mucho mejor que el hierro de los alimentos o suplementos vegetales. Para aumentar la absorción del hierro no hemo en los alimentos vegetales, consuma estos alimentos con alimentos ricos en hemo, como el chile de tres frijoles con una pequeña cantidad de carne añadida, o coma un alimento rico en vitamina C junto con el alimento que proporciona hierro no hemo.

Bebe un vaso de jugo de naranja, por ejemplo, con un plato de cereal fortificado con hierro. Controla su nivel de hierro mediante análisis de sangre que midan al menos la hemoglobina, el hematocrito y la ferritina (reservas de hierro). Las atletas de resistencia y las atletas que entrenan en altitud, en particular, a menudo necesitan complementarse con al menos la dosis diaria recomendada de hierro para prevenir el agotamiento del hierro durante el entrenamiento.

La cantidad diaria recomendada es de 18 miligramos para niñas adolescentes y mujeres adultas, 11 miligramos para niños adolescentes y 8 miligramos para hombres adultos. La mayoría de los multivitamínicos contienen hierro, así que consulte la etiqueta antes de tomar un suplemento adicional.

Si sus niveles de hemoglobina y ferritina son normales, la ingestión de grandes dosis de hierro adicional a través de suplementos no mejorará su rendimiento y podría ser perjudicial. La hemocromatosis, o sobrecarga de hierro, es un trastorno genético que afecta hasta a 1 de cada 200 personas.

La hemocromatosis altera el metabolismo del hierro de tal manera que el cuerpo absorbe demasiado hierro. El exceso de hierro se deposita en el hígado, el corazón, las articulaciones y otros tejidos, dañando esos tejidos y aumentando potencialmente el riesgo de enfermedades cardíacas y cáncer. Debido a que este trastorno no se detecta de forma rutinaria, tome grandes dosis de suplementos de hierro sólo si su médico le ha diagnosticado anemia y deficiencia de hierro, y sólo hasta que su nivel de hierro se normalice.

Antioxidantes

Los antioxidantes, como las vitaminas C y E, protegen las células y los tejidos neutralizando los efectos dañinos de los radicales libres (subproductos del ejercicio aeróbico extenuante, la contaminación, el humo del cigarrillo, etc.). El consumo de dosis suplementarias de antioxidantes en momentos clave podría traducirse en un menor daño al tejido muscular, recuperaciones más rápidas y un sistema inmunológico reforzado.
Sin embargo, no se ha descubierto que los antioxidantes mejoran directamente el rendimiento deportivo.

El exceso de vitamina E (más de 1000 miligramos) puede provocar fatiga, dolores de cabeza y diarrea, así como deterioro del sistema inmunológico y sangrado excesivo. Los suplementos de vitamina E también interfieren con los medicamentos anticoagulantes, incluida la aspirina diaria en dosis bajas.

<u>Consejo:</u> Los antioxidantes que se encuentran en los alimentos no siempre se pueden replicar en una pastilla. Por ejemplo, los suplementos de vitamina E no sólo no lograron reducir el riesgo de enfermedades crónicas (enfermedades cardíacas y cáncer) en un ensayo de investigación a gran escala en el que participaron fumadores, sino que en realidad pueden haber aumentado el riesgo al funcionar como prooxidantes.

Los nutrientes tienden a trabajar en conjunto en el cuerpo; por lo tanto, consumir demasiado de un solo nutriente a través de un suplemento podría causar más daño que beneficio al crear un desequilibrio. La mejor opción para obtener vitamina C es llevar una dieta diaria rica en frutas y verduras ricas en nutrientes. Desarrolle el gusto por las frutas y verduras de colores brillantes como papaya, melón, fresas, albaricoques, naranjas, pomelos, kiwis, mangos, batatas, zanahorias, espinacas, col rizada, brócoli, pimientos rojos y col rizada.

Sin embargo, alcanzar la ingesta diaria recomendada de vitamina E (15 miligramos o 22 UI de una fuente natural de vitamina E o 33 UI de la forma sintética) puede resultar difícil incluso para los atletas preocupados por la nutrición. La vitamina E se encuentra principalmente en los aceites vegetales, la margarina y las nueces y semillas. Considere complementar su dieta con una pequeña dosis diaria de vitamina E (si no toma medicamentos anticoagulantes o aspirina en dosis bajas diariamente), especialmente si sigue una dieta muy baja en grasas o hace ejercicio en áreas muy contaminadas.

Para aprovechar al máximo un suplemento de vitamina E, elija uno que contenga vitamina E natural (también llamada d-alfa tocoferol o RRR-alfa) en lugar de una versión sintética (dl-alfa-tocoferol o all-rac alfa).

Los antioxidantes actúan silenciosamente entre bastidores. No tome megadosis para intentar ver un efecto, ya que el exceso de antioxidantes de los suplementos tiene el potencial de comportarse como prooxidantes dañinos. El AIS sugiere que una dosis diaria de 500 miligramos de vitamina C y 500 UI de vitamina E durante no más de 2 semanas puede ser útil mientras se adapta a un nuevo nivel de estrés oxidativo (que temporalmente puede abrumar las defensas antioxidantes del cuerpo).

Los antioxidantes pueden ser útiles, por ejemplo, cuando aumenta sustancialmente el volumen o la intensidad de su entrenamiento o cuando cambia a entrenar en un ambiente más estresante (mudarse a un ambiente caluroso o a una altitud o comenzar a entrenar en una casa de altitud).

Tomar un suplemento de vitamina C (alrededor de 600 miligramos) durante al menos 1 semana antes de participar en un evento de ultra resistencia puede proteger células inmunitarias importantes y reducir el riesgo de infecciones de las vías respiratorias superiores.

Suplementos que podrían resultar útiles

La siguiente sección describe varios suplementos populares que pueden mejorar la salud o aumentar el rendimiento en actividades de resistencia, pero los resultados de las investigaciones son contradictorios y a los atletas puede resultarles difícil obtener resultados positivos. Considero que estos suplementos son razonablemente seguros (dentro de los límites indicados), respaldados por suficiente ciencia para justificar una evaluación más detallada y legales para que los atletas de resistencia experimenten con ellos (con los límites indicados). Tenga en cuenta que no estoy sugiriendo ni recomendando el uso de ningún suplemento en particular.

Mi trabajo es informar, evaluar la ciencia y presentar los posibles beneficios y riesgos. Tu trabajo es tomar una decisión informada sobre qué suplementos ingerirá, si corresponde. Los deportistas que puedan ser sometidos a pruebas de dopaje deben ser conscientes, como siempre, de que los suplementos deportivos pueden estar contaminados con sustancias prohibidas. Comprenda los problemas.

Cafeína

Evidencia sólida, como se resume en la posición de 2010 de la Sociedad Internacional de Nutrición Deportiva sobre la cafeína y el rendimiento deportivo, confirma que la cafeína puede reducir los tiempos en las pruebas contrarreloj de maratón y ciclismo, así como aumentar la duración durante la cual los atletas recreativos y de élite entrenados son capaces hacer ejercicio vigorosamente, al menos en el laboratorio.

Se han demostrado aumentos de rendimiento pequeños pero creíbles en un amplio espectro de protocolos de ejercicio de interés para los atletas de resistencia: eventos prolongados de alta intensidad (20 a 60 minutos), eventos de resistencia (90 o más minutos de ejercicio continuo) y eventos de ultraresistencia (4 o más horas).

El efecto de mejora del rendimiento de la cafeína se atribuyó originalmente a su capacidad para promover una mayor dependencia de la grasa como combustible durante el ejercicio, conservando así el preciado glucógeno muscular. En otras palabras, los músculos que se ejercitan pueden seguir trabajando a un alto nivel durante un período de tiempo más largo. Sin embargo, siempre se advirtió a los deportistas que las bebidas que contienen cafeína actuaban como diuréticos y provocarían deshidratación.

Los científicos ahora descartan ambos efectos de la cafeína. Investigaciones adicionales revelaron que no todos los atletas responden a la cafeína durante el ejercicio submáximo demostrando un efecto ahorrador de glucógeno; por lo tanto, deben estar funcionando otros mecanismos. Lo más probable es que el efecto de la cafeína en el sistema nervioso central (su capacidad para estimular el cerebro y alterar nuestra percepción de la fatiga) haga que el ejercicio parezca más fácil.

Además, se ha demostrado que la suplementación con cafeína afecta directamente a los músculos esqueléticos al mejorar la fuerza de las contracciones y retrasar la fatiga. Además, una extensa revisión de la literatura científica confirmó lo que muchas personas informan repetidamente en la vida cotidiana: las bebidas que contienen cafeína (café, té y bebidas de cola) suministran rutinariamente una fuente sustancial de líquido, con un efecto menor, si es que tiene alguno, sobre las pérdidas de orina. Este efecto es particularmente cierto para los consumidores habituales de cafeína.

El exceso de cafeína, especialmente en consumidores novatos, puede causar ansiedad o nerviosismo y taquicardia. También interfiere con el sueño. Los consumidores habituales suelen experimentar dolores de cabeza e insomnio cuando consumen menos cafeína de lo normal. El consumo rutinario de grandes cantidades de bebidas con cafeína puede provocar una ingesta deficiente de nutrientes (ya que constantemente se pasan por alto otras bebidas y alimentos más nutritivos), pérdida de calcio en los huesos, alteración de la absorción de hierro y problemas al intentar concebir. Para los atletas universitarios, el consumo elevado de cafeína puede resultar en una prueba de drogas fallida.

<u>Consejo:</u> Los estudios que investigan el efecto de la cafeína en el rendimiento durante eventos deportivos y atléticos de la vida real son escasos, por lo que actualmente no existen protocolos sólidos de suplementación con cafeína. Realmente necesitas experimentar con la cafeína como posible ayuda para el rendimiento. Algunas personas no sienten ningún alivio y otras descubren que los efectos secundarios físicos superan los beneficios. Pruébelo primero en el entrenamiento en diversas condiciones. No espere hasta la mañana de su gran evento.

Debido a que el contenido de cafeína del té y el café, así como de los productos a base de hierbas y los alimentos deportivos, varía ampliamente según la marca, la forma en que se preparan las bebidas y el tamaño de la taza, los estudios de laboratorio no utilizan cafeína en ningún caso.

de estas formas. Los estudios, en general, utilizan una dosis de cafeína de baja a moderada según el peso corporal (alrededor de 3 miligramos por libra, o ~6 miligramos por kilogramo). Para el atleta entrenado típico, esto equivale a tomar entre 300 y 500 miligramos de cafeína 1 hora antes del ejercicio.

Para disminuir la tolerancia a la cafeína y recibir el máximo impulso en el rendimiento, algunos investigadores creen que los consumidores habituales de cafeína pueden necesitar reducir o abstenerse de consumirla durante 3 o 4 días antes de la competición. Sin embargo, evitar los dolores de cabeza y el malestar general asociados con la abstinencia de cafeína puede resultar complicado. Durante el ejercicio, no subestime los posibles efectos secundarios de la cafeína (por beber refrescos con cafeína, por ejemplo), como náuseas y calambres abdominales, porque esos problemas ya ocurren con alta frecuencia durante las carreras y eventos de resistencia. Estudios más recientes informaron que los atletas que realizaron ejercicio prolongado (de 60 minutos o más) experimentaron beneficios cuando ingirieron cantidades pequeñas a moderadas de cafeína (70 a 150 miligramos de cafeína) en numerosos momentos antes o durante el ejercicio, o hacia al final del ejercicio cuando se fatigaron.

Para los atletas de élite sujetos a pruebas de drogas
después de las competiciones, la Asociación Mundial
Antidopaje eliminó la cafeína de su lista de sustancias
prohibidas en enero de 2004. Sin embargo, la Asociación
Nacional de Atletismo Universitario (NCAA, por sus siglas en
inglés) todavía restringe la cafeína (y el guaraná, que tiene
un ingrediente activo que es casi idéntico a la cafeína). Una
concentración de cafeína en la orina que exceda los 15
microgramos por mililitro se considera positiva (mejora del
rendimiento) y daría lugar a una prueba de drogas fallida.

Muchos medicamentos (Vivarin y No Doz, por ejemplo), así
como suplementos y bebidas energéticas (Red Bull, por
ejemplo), contienen cantidades importantes de cafeína. Dado
que los atletas metabolizan la cafeína a ritmos muy
diferentes, la ingesta de un atleta inconsciente podría
acumularse rápidamente.

Las dosis bajas a moderadas de cafeína pueden mejorar el
rendimiento en el ejercicio de resistencia, pero no se
observan mejoras adicionales en el rendimiento con dosis
más altas (más de 9 miligramos por kilogramo). El objetivo
es encontrar la dosis efectiva más baja. Tenga cuidado de
no combinar la cafeína con otros estimulantes similares a la
efedrina, ya que puede provocar
latidos cardíacos irregulares.

Esa combinación también aumenta el riesgo de sufrir
enfermedades por calor. No abuses de la cafeína a diario.
Ningún experto en salud creíble respalda el consumo de
grandes cantidades de cafeína (más de 500 miligramos por
día) a largo plazo. El agua, la leche baja en grasa, los jugos
100 por ciento de frutas o vegetales y las bebidas
deportivas (usadas apropiadamente) son opciones mucho más

saludables que el té, el café, los refrescos y los granos de café expreso cubiertos de chocolate.

El contenido promedio de cafeína en 8 onzas, o 240 mililitros, de café preparado es de 80 miligramos; en 8 onzas de café instantáneo, 60 miligramos; y en 8 onzas de té, 27 miligramos). tu ingesta de calcio con al menos 2 cucharadas extra de leche o yogur por cada taza de café que tomes.

Si tiene problemas de anemia por deficiencia de hierro, beba bebidas con cafeína entre comidas para que la cafeína no interfiera con la capacidad del cuerpo para absorber hierro. Las mujeres que intentan concebir deben consumir la menor cantidad de cafeína posible y seguir limitándose (a dos tazas o menos al día) durante el embarazo para reducir el riesgo de aborto espontáneo o de dar a luz a un bebé con bajo peso.

Glucosamina y sulfato de condroitina

Sintetizada por el cuerpo, la glucosamina desempeña un papel importante en la construcción y reparación del cartílago de las articulaciones, además de inhibir la degradación del cartílago existente. Según se informa, la condroitina ayuda a que las articulaciones permanezcan líquidas e inhibe las enzimas que descomponen el cartílago. Ensayos controlados a corto plazo (4 a 8 semanas) han encontrado que el sulfato de glucosamina es tan eficaz como el ibuprofeno para aliviar el dolor y aumentar la amplitud de movimiento en personas con osteoartritis, una enfermedad degenerativa de las articulaciones.
Posibles efectos secundarios

La glucosamina y el sulfato de condroitina pueden causar malestar gastrointestinal y diarrea en algunas personas. Algunos atletas pueden obtener una falsa sensación de seguridad de que un suplemento curará o curará una lesión inducida por el ejercicio.
Consejo: La glucosamina parece ser segura, pero no se han realizado estudios a largo plazo ni con el suplemento ni con la combinación. No se deje engañar por las afirmaciones de que la glucosamina o el sulfato de condroitina pueden curar la osteoartritis. No existe evidencia, especialmente porque la glucosamina aparentemente no puede influir en la reparación del cartílago cuando queda poco o nada de cartílago. Si decide probar estas sustancias para aliviar los dolores cotidianos o una lesión más grave, la dosis comúnmente recomendada es de 500 miligramos tres veces al día.

Simplemente no descuide ni abandone tratamientos bien establecidos para lesiones deportivas o por uso excesivo, como estiramientos, masajes, fisioterapia, ejercicios de fortalecimiento, aparatos ortopédicos, etc.

Quercetina

La quercetina es un flavonoide natural que se encuentra en una variedad de frutas y verduras, incluidas las uvas rojas (y por lo tanto también el vino tinto), las manzanas rojas, las cebollas rojas, el té verde, las bayas (especialmente los arándanos y los arándanos), el brócoli y otras verduras de hojas verdes.. Al igual que la vitamina C, se ha demostrado que la quercetina tiene propiedades antioxidantes y antiinflamatorias. Un adulto promedio que lleva una dieta normal y saludable consume entre 25 y 50 miligramos de quercetina al día. Las personas con una ingesta elevada de calorías (los atletas que entrenan intensamente, por ejemplo), así como aquellos que comen muchas frutas y verduras, obtienen cantidades mucho mayores.

La quercetina puede mejorar el rendimiento con sus propiedades antiinflamatorias al prevenir infecciones del tracto respiratorio superior (URTI) después de un ejercicio intenso, lo que podría interferir con el entrenamiento óptimo y el rendimiento competitivo posterior. Otra teoría es que aumenta el número y la función de las mitocondrias, las fábricas productoras de energía en los músculos para el ejercicio de resistencia aeróbica. También puede proporcionar un estímulo similar al de la cafeína para el sistema nervioso central.

La quercetina puede interactuar con muchos medicamentos, incluida la aspirina. En dosis elevadas, los antioxidantes pueden tener efectos prooxidantes indeseables y producir síntomas como dolor en las articulaciones pequeñas.

<u>Consejo:</u> El Dr. David Nieman, corredor y respetado investigador en nutrición deportiva de la Universidad Estatal de los Apalaches en Estados Unidos, es en gran parte responsable de la primera descripción de la llamada relación en "forma de J" entre el ejercicio y el riesgo de enfermedad. e infección. Es decir, la capacidad de nuestro sistema inmunológico para
combatir infecciones parece mejorar cuando realizamos niveles moderados de ejercicio. Sin embargo, con niveles muy altos de estrés durante el ejercicio, los atletas parecen ser más susceptibles a enfermedades e infecciones menores. Neiman ha realizado numerosos estudios importantes sobre este tema, incluidos estudios de campo sobre corredores de maratón y ultramaratón.

Hasta la fecha, algunos estudios indican que la suplementación con quercetina puede ayudar a prevenir las infecciones urinarias, incluida la posible supresión de los virus del resfriado, en atletas estresados por el ejercicio. Sin embargo, los resultados de las investigaciones sobre si la suplementación con quercetina aumenta la capacidad de resistencia aeróbica son menos prometedores.

Quizás tenga este efecto en personas desentrenadas y que no hacen ejercicio, pero ningún estudio muestra este beneficio para los atletas que ya están bien entrenados. Actualmente, la quercetina está disponible en varias formas (masticables suaves, en polvo, concentrado, lista para beber y barras alimenticias) como suplemento deportivo. Si desea probar la quercetina como medio para prevenir enfermedades después de un ejercicio intenso, mantenga la dosis recomendada de 1000 miligramos al día (generalmente tomada en dos dosis de 500 miligramos) y complemente solo durante un período de recuperación de 1 a 3 semanas. Consulte con su proveedor de atención médica de antemano, especialmente si toma otros medicamentos.

Aceites de pescado (ácidos grasos omega-3)

Las grasas omega-3, llamadas ácidos grasos esenciales por una razón, deben provenir de los alimentos que comemos porque nuestros cuerpos no las producen. Los principales actores, el ácido eicosapen-taenoico (EPA) y el ácido docosahexaenoico (DHA), provienen directamente del pescado. El ácido alfa-linolénico (ALA) proviene de fuentes vegetarianas como las semillas de lino y el aceite de lino, las nueces y las semillas de cáñamo y chía. La mayor parte de las investigaciones sobre las grasas omega-3 se centran en las dos que provienen del pescado (EPA y DHA). Se pensaba que comer ALA era suficiente, ya que convertía a los demás; sin embargo, datos recientes sugieren que la conversión es mínima (alrededor del 0,1 por ciento). Para los atletas, se supone que los suplementos de aceite de pescado reducen la inflamación, así como los efectos indeseables del estrés oxidativo, y contrarrestan la disfunción inmune asociada con el ejercicio extenuante.

<u>Consejo:</u> La mejor manera de obtener EPA y DHA es comer pescado con regularidad, especialmente pescados más grasos como el salmón, la caballa, la trucha de lago y el atún blanco. La Asociación Estadounidense del Corazón recomienda comer al menos dos porciones (hasta 12 onzas o 340 gramos) por semana. (Los vegetarianos pueden buscar una fuente suplementaria de DHA a base de algas). Consuma una variedad de pescado para minimizar cualquier

efecto potencialmente adverso de los contaminantes ambientales.

Ten en cuenta que en estudios con atletas entrenados, los suplementos de ácidos grasos omega-3 no han logrado mostrar mejoras en la inflamación o las respuestas inmunes o el rendimiento. Los atletas que pueden beneficiarse más del efecto protector de los suplementos de ácidos grasos omega-3 (EPA y DHA) son aquellos con asma inducida por el ejercicio.

Hasta la fecha no se ha establecido una ingesta dietética de referencia (IDR), por lo que no exceda los 3 gramos por día de EPA y DHA de todas las fuentes (alimentos y suplementos) y los 2 gramos por día de un suplemento dietético. Tenga cuidado con el aceite de hígado de bacalao. No es un sustituto aceptable porque puede causar toxicidad debido a sus altos niveles de vitaminas A y D.

Aminoácidos de cadena ramificada (BCAA)

Los BCAA (leucina, isoleucina y valina) se encuentran principalmente en el músculo y pueden descomponerse y quemarse para obtener energía durante el ejercicio prolongado (p. ej., más de 2 horas) a medida que disminuyen los niveles de glucógeno muscular. La suplementación con BCAA puede mejorar el rendimiento al prevenir la descomposición y el daño de las proteínas musculares o al retrasar la fatiga mental que surge en las últimas etapas del ejercicio prolongado cuando los niveles sanguíneos de BCAA caen.

Los hallazgos de los estudios de investigación son prometedores pero no concluyentes sobre el efecto de los BCAA en el rendimiento.

<u>Consejo:</u> La suplementación con BCAA para aliviar la fatiga mental durante el ejercicio es prometedora para los atletas de resistencia. Sin embargo, los estudios hasta la fecha han encontrado que las bebidas que contienen carbohidratos son tan efectivas para mejorar el rendimiento como las bebidas que contienen carbohidratos y BCAA.

Para aprovechar los beneficios potenciales, experimente con suplementos y bebidas deportivas que contengan BCAA agregados durante los esfuerzos de entrenamiento prolongados, cuando los niveles sanguíneos de BCAA disminuyen y es más probable que se encuentre en un estado de agotamiento de glucógeno. La suplementación con BCAA parece ser segura, pero se desconocen los efectos del uso a largo plazo, si los hay. No se exceda, porque grandes dosis pueden contribuir al malestar estomacal.

Puede mantener su masa muscular de forma más eficaz consumiendo suficientes calorías y proteínas adecuadas cada día. Los alimentos ricos en proteínas que proporcionan de 10 a 15 gramos de proteína por porción (carne y leche en particular) también proporcionan grandes cantidades de BCAA. Un programa de entrenamiento sólido y una dieta rica en carbohidratos también ayudarán a evitar que las reservas de proteínas se conviertan en combustible durante el ejercicio. La ingestión diaria de grandes dosis de aminoácidos individuales podría influir en la absorción y el equilibrio metabólico de otros aminoácidos, así que elija suplementos o polvos que proporcionen un complemento completo de aminoácidos. No se deje engañar por los grandes números en las etiquetas.

Por ejemplo, 10.000 miligramos de aminoácidos pueden parecer mucho, pero equivalen a sólo 10 gramos de proteína, una cantidad que puedes obtener más fácilmente (y por mucho menos dinero) bebiendo un vaso de leche.

Suplementos de reemplazo de electrolitos (sal)

Usadas tradicionalmente para prevenir calambres musculares en atletas que hacen ejercicio en el calor, las tabletas de electrolitos (sal) pueden ayudar a los atletas de resistencia a mantener un Nivel adecuado de sodio en sangre durante el ejercicio prolongado, como maratones, ultra carreras y triatlones. La sudoración provoca una pérdida de electrolitos, principalmente sodio. Los atletas pueden perder hasta 1000 miligramos de sodio por cada 2 libras (1 kg) de pérdida de sudor.

Los déficits de electrolitos (el más preocupante es el sodio) pueden resultar de entrenar repetidamente en condiciones de calor y humedad extremos. También pueden deberse al aumento de las pérdidas de sodio que se producen cuando el cuerpo comienza a aclimatarse a un clima cálido. También se puede desarrollar un déficit de sodio durante eventos y competiciones de resistencia y ultraresistencia, especialmente en aquellos atletas que se rehidratan única o principalmente con agua corriente. La hiponatremia (una concentración baja de sodio en sangre de 135 miliequivalentes por litro o menos) es una condición potencialmente peligrosa que puede surgir durante el ejercicio prolongado. Resulta de pérdidas excesivas de sodio (a través de la sudoración), ingesta excesiva de agua corriente o ambas.

<u>Consejo:</u> Salar moderadamente los alimentos (media cucharadita de sal de mesa aporta 1.200 miligramos de sodio), elegir alimentos salados los días previos a una competición y consumir una bebida deportiva que contenga sodio durante el ejercicio será más que adecuado la mayor parte del tiempo. tiempo. Tenga cuidado si decide experimentar con tabletas de sal u otros suplementos o polvos de reemplazo de electrolitos durante el ejercicio. Guárdelos para ejercicio intensivo (series que duren 3 horas o más) o para cuando haga ejercicio en condiciones extremas (por ejemplo, temperatura superior a 80 grados Fahrenheit o 27 grados Celsius y 70 por ciento de humedad o más). Si planeas usar tabletas de sal cuando compitas, pruébalas primero en situaciones de entrenamiento similares.

La mayoría de las tabletas de sal aportan de 200 a 350 miligramos de sodio por tableta. Otros suplementos de reemplazo de electrolitos (tabletas y polvos) proporcionan cantidades variables de sodio (consulte la etiqueta) para permitirle personalizar la cantidad que toma. No existen pautas definitivas, así que comience con la dosis recomendada.

La carga de electrolitos generalmente consiste en tomar una o dos tabletas de sal (300 a 600 miligramos de sodio, dependiendo de la tolerancia de su cuerpo) de 30 a 60 minutos antes de su carrera o entrenamiento mientras bebe pequeñas cantidades de líquido. A partir de ahí, es una tableta por hora dependiendo del clima y de cuánto sudes. Asegúrese de consumir mucho líquido al mismo tiempo; de lo contrario, el cuerpo extrae agua de los músculos que trabajan duro y la lleva al estómago para diluir las tabletas, anulando así los beneficios potenciales de tomarlas. Elija una variedad amortiguada para reducir el riesgo de náuseas y vómitos. Las tabletas de sal no aumentan la sed como lo hacen los alimentos salados, así que no te excedas.

Aceite MCT

El consumo de alimentos ricos en grasas durante el ejercicio proporciona combustible ineficiente para los músculos que trabajan debido al mayor tiempo necesario para digerir y absorbiendo grasas regulares. Los triglicéridos de cadena media (MCT), por otro lado, una forma única de grasa caracterizada por ácidos grasos más cortos de lo normal, se digieren y queman como combustible a un ritmo mucho más rápido, similar a los carbohidratos. El consumo de MCT durante carreras y eventos de resistencia puede mejorar el rendimiento al preservar las limitadas reservas de glucógeno del cuerpo. Otros supuestos beneficios del consumo de MCT, como un aumento del metabolismo, un menor aumento de peso y un menor nivel de grasa corporal, se han demostrado sólo en animales, utilizando dosis relativas de MCT que los humanos no podrían consumir razonablemente.

El aceite MCT es caro (entre 60 y 70 dólares por litro) y puede diluirse con agua u otros ingredientes. Intente encontrar un producto que contenga solo aceite MCT. Comience mezclando pequeñas dosis en una bebida deportiva que contenga carbohidratos o experimente con una bebida deportiva MCT premezclada, como Suc-ceed. Clip2. Aumente su ingesta gradualmente, porque grandes dosis pueden causar problemas gastrointestinales, como calambres y diarrea. No espere hasta el día de la carrera para experimentar con el aceite MCT.

Si necesita calorías adicionales mientras entrena, es posible complementarlo con aceite MCT. Simplemente no confíe en él como única fuente de grasa en su dieta, porque el aceite MCT carece de ácidos grasos esenciales.

Glutamina

Como aminoácido más abundante en el cuerpo, la glutamina desempeña un papel clave en el mantenimiento de un tracto gastrointestinal y un sistema inmunológico saludables. Las reservas de glutamina (particularmente en los músculos esqueléticos) se agotan en momentos de estrés, como infecciones, cirugía, traumatismos y posiblemente incluso ejercicio. El ejercicio extenuante y prolongado (correr una maratón, por ejemplo) deprime los niveles sanguíneos de glutamina, y se necesitan varias horas de recuperación para restaurar los niveles adecuados.

Generalmente sintetizada por el cuerpo, la glutamina puede volverse condicionalmente esencial durante enfermedades y estrés agudo cuando el cuerpo no puede producir lo suficiente para satisfacer sus necesidades. Se han medido niveles bajos de glutamina en atletas que padecen síndrome de sobreentrenamiento. La suplementación con glutamina puede mejorar el rendimiento deportivo al ayudar al cuerpo a desarrollar y mantener la masa muscular, al disminuir el daño muscular y acortar el tiempo de recuperación, al

fortalecer el sistema inmunológico y al estimular la
acumulación de glucógeno muscular.

<u>Consejo:</u> No existe una dosis estándar; sin embargo, las
investigaciones sugieren beneficios potenciales con 5 a 20
gramos al día. Experimente con polvos sustitutos de comidas
o barras nutritivas que contengan glutamina mezclada con
otros aminoácidos para ayudar a la absorción. Para obtener
una dosis adecuada, la glutamina debe estar entre los cinco
primeros ingredientes proteicos enumerados (muchas
empresas no indican la cantidad exacta que contiene el
producto).
No permita que el papel emergente de la glutamina como
indicador de estrés provocado por el ejercicio y
sobreentrenamiento le lleve a abandonar otras prácticas
saludables. Los niveles bajos de glutamina en sangre parecen
estar relacionados con el síndrome de sobreentrenamiento,
pero no necesariamente lo causan.

La suplementación con glutamina no sustituye el tiempo
libre del entrenamiento, una dieta saludable, un sueño
adecuado o aprender a gestionar el estrés de forma
adecuada.

Monohidrato de Creatina

La suplementación con creatina ayuda al cuerpo a aumentar y reponer rápidamente sus reservas de energía fácilmente disponible (fosfocreatina y ATP), los principales combustibles necesarios para esfuerzos cortos y de alta intensidad, como carreras de velocidad y levantamiento de pesas. Para los atletas de resistencia, la capacidad de la creatina para aumentar la fuerza muscular y ayudar a amortiguar la acumulación de ácido láctico en la sangre y los músculos podría mejorar la calidad de los entrenamientos por intervalos y otros esfuerzos de entrenamiento, lo que en última instancia podría traducirse en mejores resultados en las carreras.

<u>Consejo:</u> Los seres humanos necesitan aproximadamente 2 gramos de creatina al día. Los alimentos de origen animal, como la carne, las aves y el pescado, son fuentes ricas en creatina. Nuestros cuerpos también sintetizan creatina a partir de aminoácidos no esenciales a razón de aproximadamente 1 gramo por día. En lo que respecta a los atletas de resistencia, se ha demostrado que la suplementación con creatina no tiene ningún efecto sobre la capacidad aeróbica máxima (VO2 máx), ni se ha demostrado que mejore la resistencia. Sin embargo, algunos investigadores creen que la suplementación con creatina podría mejorar indirectamente la capacidad de un atleta para desempeñarse en eventos de resistencia.

La suplementación con creatina puede elevar el umbral de lactato de un atleta (la velocidad o intensidad por encima de la cual el ácido láctico se acumula en la sangre, lo que se correlaciona con el porcentaje de capacidad aeróbica al que el atleta es capaz de rendir), permitiendo así ejercicios de tipo intervalo más intensivos. capacitación. Al facilitar de esta manera las mejoras cardiovasculares y de fuerza, la suplementación con creatina podría mejorar el rendimiento general en eventos de resistencia.

La suplementación con creatina a corto plazo (hasta 8 semanas) parece segura, pero el Colegio Americano de Medicina Deportiva recomienda que todos los atletas consulten primero con un médico. Tenga en cuenta que, aunque los estudios no respaldan un aumento de los calambres y tirones musculares con la suplementación con creatina, ¡abunda la información anecdótica de los atletas! La deshidratación puede ser la culpable, por lo que los deportistas que toman creatina necesitan consumir más líquidos de lo habitual durante el entrenamiento y la competición. La seguridad de la suplementación prolongada con creatina no ha sido completamente establecida.

Dos técnicas de carga que supuestamente inducen menos retención de agua (y por lo tanto menos aumento de peso) que la estrategia tradicional de 20 gramos por día incluyen 6 gramos por día durante 5 a 6 días (dosis de 0,5 o 1,0 gramos) con una dosis de mantenimiento. dosis de aproximadamente 2 gramos al día o 3 gramos al día durante 30 días. La suplementación con creatina no desarrollará músculo ni mejorará el rendimiento por sí sola. Coordine la suplementación con creatina con su programa de entrenamiento y comience justo antes de comenzar un período de entrenamiento de alta intensidad. Tenga en cuenta que entre el 20 y el 30 por ciento de las personas no responden, incluso cuando se toma la creatina correctamente y se sigue un programa de entrenamiento adecuado.

Probióticos

Los probióticos son bacterias vivas de ciertos alimentos o suplementos que, cuando se ingieren, pueden mejorar el crecimiento de bacterias buenas en nuestros intestinos. Las dos especies más comunes de bacterias probióticas son lactobacillus acidophilus y bifidobacterium bifidum, dos especies que ya viven en nuestros intestinos. El consumo adicional de probióticos debería aumentar su cantidad y puede mejorar la digestión y absorción de nutrientes, reducir la intolerancia a la lactosa, disminuir las alergias en personas susceptibles y reforzar el sistema inmunológico.

Consejo: Como medida preventiva, consuma diariamente más productos lácteos fermentados, como yogur (con cultivos vivos), leche acidófila y kéfir. Los probióticos se miden en unidades formadoras de colonias (UFC). Para los efectos sobre la salud, actualmente no existen dosis oficiales recomendadas ni límites establecidos para un consumo seguro. Según las investigaciones realizadas hasta la fecha, 1.000 millones de UFC es la cantidad mínima diaria que se considera beneficiosa para la salud. Un artículo de Consumer Reports sobre probióticos encontró que los productos de yogur proporcionaban entre 15 mil millones y 155 mil millones de UFC por porción de 6 u 8 onzas (175 go 250 g), y los suplementos probióticos suministraban alrededor de 20 millones a 70 mil millones de UFC por dosis diaria. Tenga en cuenta que además de proporcionar bacterias probióticas, los productos de yogur también aportan calcio, proteínas y otros nutrientes.

Agrega probióticos (especialmente suplementos) gradualmente a su dieta diaria, tardando de 2 a 3 semanas en alcanzar la dosis recomendada, especialmente si sufre de estreñimiento u otros trastornos intestinales. Debido a que los probióticos pasan a través del intestino, se necesita una dosis diaria.

La vida útil de la mayoría de los suplementos es de un año, aunque los niveles de probióticos probablemente disminuyan significativamente durante este tiempo. La Academia Estadounidense de Pediatría no tiene pautas para el uso de probióticos en niños o adolescentes. Mujeres embarazadas o en período de lactancia. Y las personas con sistemas inmunitarios gravemente deprimidos deben consultar primero con su proveedor de atención médica.

Los atletas pueden beneficiarse al tomar suplementos probióticos cuando viajan para ayudar a prevenir la diarrea del viajero, cuando están bajo estrés adicional (después de una cirugía, por ejemplo) o cuando toman antibióticos (que matan tanto las bacterias intestinales malas como las buenas).

Obtener información sobre los suplementos

Los suplementos dietéticos pertenecen a una categoría especial que se sitúa entre los alimentos y los medicamentos. Aunque se les exige que lleven un panel de información del suplemento y una lista de ingredientes similar a la etiqueta de información nutricional que se encuentra en los paquetes de alimentos, los suplementos no tienen que cumplir con los mismos estándares estrictos en cuanto a efectividad y seguridad, declaraciones veraces sobre la salud y fabricación segura. prácticas que se aplican a todos los medicamentos y aditivos alimentarios.

Antes de buscar la última poción mágica, recuerde que el hecho de que la etiqueta diga que el producto contiene ciertos ingredientes no garantiza que así sea.

Tampoco garantiza que sustancias que no aparecen en la etiqueta no hayan sido añadidas deliberadamente (o introducidas por contaminación cruzada durante la fabricación).

Desafíos de los atletas al máximo rendimiento

Si por lo demás gozas de buena salud y no tienes antecedentes familiares de hipertensión (presión arterial alta), no te dejes engañar por las pautas de salud populares que exigen una restricción del consumo de sal (sodio). Estas directrices están dirigidas a la población general, con la esperanza de reducir la presión arterial alta en personas sedentarias y con sobrepeso. Como atleta de resistencia, puedes terminar en la carpa médica el día de la carrera si te suscribes a una dieta de entrenamiento restringida en sal. Los calambres musculares, especialmente si van acompañados de fatiga y letargo, pueden deberse a un déficit de sodio que se desarrolla durante el ejercicio prolongado. De hecho, muchos fisiólogos del ejercicio y dietistas deportivos creen firmemente que el agotamiento de sodio es el principal factor predisponente detrás de los calambres durante las actuaciones deportivas, especialmente en climas cálidos.

Ten el salero a mano en la mesa y responde a los antojos de sal cuando surjan consumiendo alimentos salados, como pretzels, salsa y patatas fritas bajas en grasa, cecina, pepinillos, sopa, jugo de tomate y alimentos enlatados. Si participas en eventos de ultra resistencia y sufres calambres musculares recurrentes a pesar de una ingesta abundante de sal a diario, considera experimentar con tabletas de sal o electrolitos. Asegúrate de tomarlos con abundante líquido durante el ejercicio; de lo contrario, corres el riesgo de provocar problemas gastrointestinales y deshidratación.

A menudo también se culpa a la deficiencia de calcio por los calambres musculares. El calcio, el mineral más abundante del organismo, desempeña un papel esencial en el funcionamiento normal de los músculos. Sin embargo, es poco probable que un desequilibrio de calcio cause calambres musculares porque el cuerpo regula estrictamente los niveles de calcio en la sangre. Lo hace liberando calcio de los huesos cuando no hay suficiente calcio disponible en la dieta; por lo tanto, siempre queda disponible suficiente calcio para la conducción nerviosa normal y la contracción muscular.

El tubo digestivo es tu aliado más preciado

Colitis del corredor (atlética)

Cualquier atleta de resistencia puede sufrir un problema intestinal, pero los corredores parecen ser especialmente vulnerables. Los estudios revelan que entre el 19 y el 26 por ciento de los corredores de maratón experimentan diarrea relacionada con la carrera. La colitis, o inflamación del intestino durante el ejercicio, generalmente ocurre durante el ejercicio extenuante o prolongado. Puede causar calambres, diarrea y sangrado. Existen varias teorías sobre la posible causa de este problema, incluida la isquemia (disminución del flujo sanguíneo, en este caso, al tubo digestivo o al tracto gastrointestinal durante el ejercicio) y la deshidratación. Además, la acción repetitiva y sacudida de correr puede dañar las paredes del intestino grueso (colon), provocando sangrado y diarrea. Los episodios ocasionales de colitis del corredor, como experimentar diarrea intensa durante el ejercicio pero no en otros momentos, no deberían causar problemas crónicos. Si es así, consulta a tu médico de inmediato.

Elegir alimentos sin pensar (lo que comes), no planificar con anticipación (cómo piensas) y programar mal los refrigerios y las comidas en torno al entrenamiento (cómo comes) son tres factores muy importantes que se deben evaluar para prevenir o resolver problemas gastrointestinales. Los medicamentos, los suplementos y la cafeína también deben considerarse sospechosos potenciales. Sin embargo, la mejor defensa contra la colitis del corredor es beber muchos líquidos antes y durante el ejercicio. Recuerda, durante el ejercicio prolongado, tu cuerpo naturalmente desvía la sangre del colon hacia los músculos activos y hacia la piel para dispersar el calor. La deshidratación agrava la situación porque un volumen sanguíneo reducido significa que hay aún menos sangre disponible para el intestino grueso. La falta de flujo sanguíneo puede causar daños graves a las paredes del colon.

A una corredora de élite y dos triatletas de élite (una mujer y un hombre) se les extirparon quirúrgicamente partes del colon debido a problemas intestinales inducidos por el ejercicio. Concéntrate en beber líquidos en las primeras etapas de las carreras largas. A medida que avanza la deshidratación, al cuerpo le resulta cada vez más difícil absorber los líquidos que bebes.

Tus elecciones alimentarias del día a día sí importan. Comer alimentos ricos en fibra, como cereales de salvado y productos integrales, demasiado cerca del momento en que haces ejercicio (especialmente si estás nervioso o ansioso) también puede causar diarrea. La fibra insoluble hace que el colon retenga agua y ablanda las deposiciones, lo que puede provocar diarrea durante el estrés de la competición.

Referencias

1. Burke, L. M., & Deakin, V. (2015). Clinical Sports Nutrition. McGraw-Hill Education Australia.
2. Jeukendrup, A., & Gleeson, M. (2018). Sport Nutrition: An Introduction to Energy Production and Performance. Human Kinetics.
3. Ivy, J. L., & Portman, R. J. (2004). Nutrient Timing: The Future of Sports Nutrition. Basic Health Publications.
4. McArdle, W. D., Katch, F. I., & Katch, V. L. (2015). Exercise Physiology: Nutrition, Energy, and Human Performance. Lippincott Williams & Wilkins.
5. Maughan, R. J. (2010). Sports Nutrition: The Encyclopaedia of Sports Medicine. Wiley-Blackwell.
6. Fink, H. H., Mikesky, A. E., & Burgoon, L. A. (2017). Practical Applications in Sports Nutrition. Jones & Bartlett Learning.
7. Hawley, J. A., & Burke, L. M. (1997). Peak Performance: Training and Nutritional Strategies for Sport. Allen & Unwin.
8. Manore, M. M., Thompson, J. L., & Russo, M. (2014). Sport Nutrition for Health and Performance. Human Kinetics.
9. Stellingwerff, T., & Cox, G. R. (2014). Systematic Review: Carbohydrate Supplementation on Exercise Performance or Capacity of Various Durations. Sports Medicine, 44(1), 41-58.
10. Burke, L. M. (2007). Practical Sports Nutrition. Human Kinetics.
11. Tarnopolsky, M. A. (2008). Nutritional Considerations in the Aging Athlete. Clinical Journal of Sport Medicine, 18(6), 531-538.
12. Asker, J. E., & Gleeson, M. (2004). Sports Nutrition: From Lab to Kitchen. Meyer & Meyer Sport.
13. Kerksick, C., Harvey, T., Stout, J., Campbell, B., Wilborn, C., Kreider, R., ... & Antonio, J. (2008). International Society of Sports Nutrition Position Stand: Nutrient Timing. Journal of the International Society of Sports Nutrition, 5(1), 17.
14. Bishop, D. (2008). Dietary Supplements and Team-Sport Performance. Sports Medicine, 38(4), 253-267.
15. Campbell, B. I., Spano, M., & Kreider, R. (2009). Sports Nutrition: Enhancing Athletic Performance. CRC Press.
16. Zawadzki, K. M., Yaspelkis, B. B., & Ivy, J. L. (1992). Carbohydrate-Protein Complex Increases the Rate of Muscle Glycogen Storage After Exercise. Journal of Applied Physiology, 72(5), 1854-1859.

17. Phillips, S. M., & Van Loon, L. J. (2011). *Dietary Protein for Athletes: From Requirements to Optimum Adaptation. Journal of Sports Sciences*, 29(sup1), S29-S38.
18. Nieman, D. C., & Pedersen, B. K. (1999). *Exercise and Immune Function: Recent Developments. Sports Medicine*, 27(2), 73-80.
19. Beelen, M., Burke, L. M., Gibala, M. J., & Van Loon, L. J. (2010). *Nutritional Strategies to Promote Postexercise Recovery. International Journal of Sport Nutrition and Exercise Metabolism*, 20(6), 515-532.
20. Morton, J. P., & Richards, T. (2015). *The Role of Nutritional Supplements in Exercise and Sport.* In Lanham-New, S., Stear, S., Shirreffs, S., & Collins, A. (Eds.), *Sport and Exercise Nutrition.* Wiley-Blackwell.

www.ingramcontent.com/pod-product-compliance
Lightning Source LLC
Chambersburg PA
CBHW061630250726
48659CB00004B/1161